陸觀虎主編
陸觀豹著作

中國醫學叢書

食用本草學

永壽醫社發行

中國醫學叢書 食用本草學

目錄

中國醫學叢書 食用本草學

例言

一、咱們中國，關於「食用本草」這一類的古籍，種類不少。如唐代有孫思邈的「千金食治」；孟詵的「食療本草」；陳士良的「食性本草」；昝殷的「食醫心鑑」。元代有吳瑞的「日用本草」。明代有周憲王的「救荒本草」；汪穎、盧和合編的「食物本草」；寧原的「食鑑本草」。清代有沈其將的「食物本草」；何克諫的「食物本草備考」；日本方面，也有松岡元達的「食療正要」；中尾万三的「食療本草之考察」；取材豐富，有功於世。但是深究各書的內容，都未能把食物的營養價值，表示出來。著者爲着各方面的需要，不揣譾陋，特把歷年蒐集研究的材料，編列成書，定名爲「食用本草學」。

二、咱們中國，地大物博，可供食用的生物，很多很多，決不是這本薄薄的書，可以容納得下。本書所采的食物，以著者吃喝過的，深究過的，試驗過的爲限。一共有二百二十二種，分類如下：

△植物性的食品：分為五大類，一六目，計共一五九種。

一、穀菽類（三三種）——又分五穀（一八種），豆菽（一四種）二類。

二、蔬菜類（四四種）——又分葉菜（一六種），根莖（一七種），蓏果（一一種）三類。

三、果實類（四二種）——又分漿果（七種），仁果（一二種），核果（八種），乾果（一五種）四類。

四、藻菌類（一二種）——又分海藻（六種），菌蕈（六種）二類。

五、五味類（二九種）——又分興奮（八種），辛辣（八種），香甜（五種），鹽醬（三種）、油醋（五種）五類。

△動物性的食品：分為兩大類，七目，計共六三種。

一、禽獸類（二三種）——又分走獸（一六種），飛禽（七種）二類。

二、水族類（四〇種）——又分兩棲（三種），魚（二〇種），節足動物（四種），軟體動物（一〇種），棘皮、腔腸動物（三種）五類。

三、本書文字，用淺顯的語體文敘述，務求讀者易於瞭解。每種食物，都分品名、形性、成分、應用、禁忌五項說明，以清眉目。

1.品名一項，首述命名的意義、通用的名稱；次述出產的區域、重要的產地。

2.形性一項，除敘明食物的分類科屬、形態、大小、色澤等外，又把氣味、性質、功能等，分別說明。

3.成分一項，記載食物的成分，和熱量，以明食物的營養價值。

4.應用一項，說明食物的用途；必要時兼及生理作用和藥用的概要。

5.禁忌一項，專記食物和藥物性質的反、畏；或人體和食物性質的宜、忌，以免妨礙人體的康健！

四、本書所載各種食物的氣味、性質、功能、應用等，都拿歷代先哲的發明作根據；除新增、或刪節外，一律照錄，以存真相。又食物成分的分析，手續繁複，著者雖是和同志們，做過五百多次的比較分析試驗；可是自個兒的試驗室，設備簡單，儀器不精，或許還有不精密的地方，所以除發表一大部分外；不得不兼採國內外各研究機關學校發表的食物分析結果，以昭鄭重！書中未能分別標明來源，諸祈原諒！

五、咱們人體生理的需要，除空氣和水以外，必須攝取食物中的營養素，才能保持生命。食物中所含的營養素，「粗枝大葉」的說，有蛋白質、脂肪、醣、無機鹽，和維生素五種。這些營養素的功用，有的可以作構造細胞的材料；有的可以發生熱量和能力；有的可以節制生理作用。關於營養方面的學理，詳見本叢書「營養學」、「維生素學」。至於食物的分析法，熱量的計算法，詳見本叢書「食品化學」。食物的療病作用，詳見本叢書「食品療病學」。

六、本書初版，於民國二十四年八月二十日在上海印行。後經上海事變，書版被燬。此次本書歸永壽醫社發行，再版付印。爲節省物資，減低定價起見，把原書「總論」，併入本叢書「營養學」中；其他材料，也經去蕪擷精；並用五號字排印；刪除原書插圖，以節篇幅。本書出版倉促，校對不精，錯誤的地方，知所不免。深望海內外　同志指正，幸甚！幸甚！

著者識　三一・一二・一五・

現代最靈之肺癆救星

百部丸

每瓶一元二角外埠郵費五角

古方成藥、利用機器，革新製造！

●肺癆可怕，人人知道！●多痰咳嗽，肺病根源！

●肺癆嫌疑，觸目皆是！●吐血氣喘，多麼可怕！

【特效】

成分高超　藥性王道
提煉精純　效力偉大
補肺殺菌　化痰止咳
驅氣定喘　清神降火

【主治】

咳嗽吐痰　痰中帶血
肌膚蒼白　形神憔悴
胸肋隱痛　潮熱盜汗
咯血氣喘　音啞泄瀉

肺爲五臟之一，當胸之部位，司呼吸者也。人一日不飲食，猶不致死；惟絕其呼吸，則存亡在於俄頃。肺之重要，勝於他臟，彰然可見！不幸吾人發見肺有疾病，萬勿因循坐誤，以致釀成癆病。亟應進服本堂精製之「百部丸」治療。「百部丸」藥性主道，補而不膩，涼而不寒，確爲補肺潤金之妙品，化痰止嗽之靈劑也。

●此丸療咳，一瓶見效！●常服斷根，好後不犯！

●此丸治癆，三瓶見效！●效力特快，與眾不同！

質精量少，力大效速，服易價廉！

◎總店：天津法租界二十六號路　電話三二七八九

永壽堂製藥社精製

天津興亞第二區五十六號路

支店[illegible]電話三四五二三

◎分店：天津東馬路東門北七三號　電話二局不日裝竣

中國醫學叢書 食用本草學

陸觀虎主編
陸觀豹著作

第一章 穀菽類

第一節 五穀類

一、粳米

【品名】粳，是硬的意思。本品性剛不黏，所以叫「粳米」。又叫「稻米」。稻米原產東印度；現在咱們中國各地，都有出產。品質很多，高次不等。

【形性】本品屬禾本科。一年生草本。八九月收取粳稻的穎果，曬乾，礱去糠，就成粳米。色白，形橢圓。長約〇・五公分，闊約〇・三公分。味甘。性平。北粳涼，南粳溫；新粳熱，陳粳涼。功能補肺脾，益腸胃，強筋骨，通血脈，和五臟。

【成分】上等粳米：蛋白質九・六，脂肪〇・二，醣七九・六，無機鹽〇・三，粗纖維〇・二，水一〇・一。本品百分中含鈣〇・〇二〇，燐〇・一七〇〇，鐵〇・〇〇三六。本品每百公分，能生熱量三五九卡。中等粳米：蛋白質八・五，脂肪〇・三，醣七九・一，無機鹽〇・六，粗纖維〇・五，水一一・〇。本品百分中含鈣〇・一八〇〇，燐〇・一五〇〇，鐵〇・〇〇三四。本品每百公分，能生熱量三五三卡。下等粳米，蛋白質七・三，脂肪〇・四，醣七八・七，無機鹽一・〇，粗纖維〇・七，水一一・九。本品百分中含鈣〇・〇〇九三，燐〇・一三〇〇，鐵〇・〇〇三一。本品每百公分，能生熱量三四八卡。

【附註】食品成分的分析方法，詳見本叢書「食品化學」。

【應用】本品為五穀之長，是中國南部各省日常重要糧食的一種。內經說：「安穀則昌，絕穀則亡。」一點兒都不錯！粳米可以煮飯、熬粥供食。炒成炒米，可以隨意取食。磨成細粉，可以做各種糕點。又粥飯鍋裏滾起的黏沫，濃滑如膏的，叫做「米油」；也叫「米湯」。撇取淡服，消煩渴，止洩痢；又可以補液填精，有益老弱。

【禁忌】炒米雖香；可是性燥助火。寒火便瀉的人，忌食。本品不可和馬肉同食，防發痼疾；又不可和蒼耳同食，令人卒心痛。

二、秈米

【品名】本品古出汕頭一帶，所以叫「秈米」。宋真宗遣使到閩廣一帶，取穀三萬斛，分給天下種植；因此，各地都有這種秈稻。

【形性】秈稻，是禾本科植物。一年生草本。成熟期間頂早。米粒略似粳米而細長。長約〇・六公分，闊約〇・二五公分。味甘。性溫。功能溫中益氣，養胃和脾，除濕止泄。

【成分】蛋白質七・一，脂肪〇・三，醣七七・四，無機鹽〇・八，粗纖維〇・七，水一三・七。本品百分中含鈣〇・〇〇九五，燐〇・一〇〇〇，鐵〇・〇〇三三。又本品每百公分，能生熱量三四一卡。

【應用】秈米可供食用；兼作滋養強壯藥。

三、糯米

【品名】糯，是柔弱的意思。本品性柔而黏，所以叫「糯米」。糯稻各地都有出產。

【形性】糯稻，屬禾本科。一年生草本。九十月收取糯稻的穎果，去殼杵糠，即成白色的糯米。長約〇・八公分，闊約〇・三公分。味甘。性溫。功能補肺健脾，益氣止泄。

【成分】蛋白質六・五，脂肪〇・二，醣七九・四，無機鹽一・一，粗纖維〇・四，水一二

・四。本品百分中含鈣〇・〇一二〇，燐〇・一一〇〇，鐵〇・〇〇三二。又本品每百公分，能生熱量三四五卡。

【應用】本品性黏，不但可以釀酒、製餳，並且可以炒食、蒸菜；或磨成細粉，蒸做糕餅，充作食品。本品除食用外，兼作滋養強壯藥。能止泄痢，收自汗，縮小便。

【禁忌】糯米黏滯難化，小兒病人，不宜多吃。炒米香燥助火，多食傷津。又常食本品，使人多睡，身軟乏力，四肢不收，發風心悸。

四、紅麴米

【品名】粳米醃製而成的紅米，叫做「紅麴米」，簡稱「紅麴」。

【形性】紅麴米的米粒，長約〇・五公分，闊約〇・三公分。是紅褐色。味甘。性溫。功能消食健脾，破瘀活血。

【成分】蛋白質二四・七，脂肪一・七，醣五六・二，無機鹽二・二，粗纖維一一・二，水四・〇。本品每百公分，能生熱量三三九卡。

【應用】本品可以釀酒，或和入食品，鮮艷可愛。又可作健胃消化藥。

【禁忌】凡是沒有血瘀和氣滯的，禁用。

五、米糠

【品名】糠，原名「米粃」。「粃」，也作「秕」，是薄的意思。本品是精米上的薄皮，所以叫做「米糠」。

【形性】米糠，是精米的外皮，灰白色。味甘。性平。功能通腸開胃，下氣消積。

【成分】蛋白質一五·八，脂肪四·三，醣四七·四，無機鹽一四·八，粗纖維六·五，水一一·二。本品每百公分，能生熱量二九二卡。

【應用】米糠和豆渣蒸熟，可充救荒食品。米糠含有多量的維生素乙。咱們日用的食米，往往祇求其白；那兒知道食米愈白，這種維生素乙，失去愈多。我國南方有患腳氣病的，就是因爲多吃缺少維生素乙的白米，以致神經容易麻痺，四肢知覺失常；或兼發水腫，行動不便。如腳氣初發，每天進服米糠三四匙，開水調服，即可復元。

【附註】關於維生素的學說，詳見本叢書「維生素學」。

六、大麥

【品名】本品的莖葉果實，比小麥長大，所以叫「大麥」。各地都有出產。

【形性】本品是禾本科植物。一年生或越年生草本。穎果上端有長芒，內殼和外殼，互相緊抱，和小麥不同。大麥的顆粒，長約〇・九公分，闊約〇・三公分。味鹹。性溫，微寒。功能除熱消渴，益氣調中，涼血化積，壯力養血。

【成分】蛋白質一〇・五，脂肪二・二，醣六六・三，無機鹽二・六，粗纖維六・五，水一一・九。本品百分中含鈣〇・〇四三〇，燐〇・四〇〇〇，鐵〇・〇〇四一。又本品每百公分，能生熱量三二七卡。

【應用】大麥作飯，滑而有益。煮粥黏滑，可作點食。常食令人頭髮不白，補虛勞，益顏色，滑肌肥體。磨粉作餅，味也甘美。又可作滋補強壯藥，治面黃肌瘦，脾胃不和，穀食不化，胸腹脹滿等症。

【禁忌】大麥初熟時，炒食有火；多食生熱病。

七、小麥

【品名】本品的莖葉穎果，小於大麥，所以叫「小麥」。我國各地，都有出產。

【形性】小麥，屬禾本科。一年生或越年生草本。他的穎果，夏季收取，入水能浮於水面的，叫「浮小麥」；小麥成熟時，芒黑發黴的，叫「麥奴」。小麥的顆粒，長約〇・八公分・闊約〇・三公分。味甘。性微寒。新麥微熱，陳麥平和。功能補心解煩，除熱止汗。

【成分】蛋白質一二・四，脂肪一・四，醣七〇・八，無機鹽二・五，粗纖維二・四，水一〇・五。本品百分中含鈣〇・〇六七〇，燐〇・三八〇〇，鐵〇・〇〇二一。又本品每百公分，能生熱量三四五卡。

【應用】小麥熬粥，可以充饑。小麥因含有造骨填髓需用的鈣、燐，所以幼年兒童，常吃小麥粥，可以健腦強骨，幫助身體的發育，確是優良的食品。又可作滋養強壯藥，除客熱煩躁，解口渴咽燥，行水利小便，養肝氣心病，止漏血唾血，令婦女易孕。

【禁忌】北方地氣厚，多宿窖，熱性減，所以藥用以北產的為良。又夏月瘧痢的病人，不宜多吃本品。

八、小麥麪

【品名】小麥去麩，磨成細粉，叫做「小麥麪」，簡稱「麪粉」。

【形性】小麥麵，種類很多，色白，高次不等。味甘。性溫。功能補虛益氣，調和五臟。久食實人體，厚腸胃，強氣力。

【成分】蛋白質一〇・八，脂肪一・一，醣七四・六，無機鹽〇・五，粗纖維〇・二，水一二・八。本品百分中含鈣〇・〇六七〇，燐〇・三八〇〇，鐵〇・〇〇二一。又每百公分，能生熱量三五二卡。

【應用】小麥麵，是我國北部各省的重要糧食的一種。本品可以做饅頭，花捲，烙餅，包子，餃子，麵條，糕餅，麵包，餅乾……等各種食品，或作正餐，或充點心。

【禁忌】北麵性溫，常吃不會口渴；南麵性熱，常吃容易煩渴。西邊麵性涼，不可多食。又患瘧子的，忌食麵食；否則復發。

九、麥麩

【品名】麥皮叫「麩」，也叫「麩皮」；麥的麩皮，簡稱「麥麩」。

【形性】麥麩，灰黃白色。味甘。性微寒。功能調中止汗，鎮痛散血。

【成分】蛋白質一三・九，脂肪四・二，醣五五・六，無機鹽五・三，粗纖維一〇・五，水一〇•五。本品百分中含鈣〇•〇五三〇，燐〇•三八五〇，鐵〇•〇〇一五。又本品每百公分，能生熱量三一六卡。

【應用】本品可以做「麵筋」。又可供藥用。凡時疾熱瘡，湯火瘡爛，撲傷瘀血，醋炒罯貼卽愈。手足風溼，痺痛不止，寒溼脚氣，醋蒸麥麩，包熨痛處，汗出全愈。

一〇、麵筋

【品名】本品堅韌似筋，所以叫「麪筋」。

【形性】本品用麥麩和水揉洗，凝結成團，色灰白，就是麵筋。味甘。性涼。功能解熱，和中，益氣。

【成分】蛋白質二二•四，脂肪〇•二，醣一•三，無機鹽〇•七，粗纖維〇•六，水七四•八。本品百分中含鈣〇•〇七八〇，燐〇•二〇〇〇。又本品每百公分，能生熱量九七卡。

【應用】麵筋，是素食中的要品。清燉，紅燒，油炸，都很適口。

一一、粟米

【品名】粟米，又叫「小米」。各地都有產生。

【形性】粟米，屬禾本科。一年生草本。孟秋或冬初收實，粒小而圓，色黃，就是粟米。直徑長約〇．一五公分。味鹹。性微寒。功能清熱解毒，補脾腎，和腸胃。

【成分】蛋白質九．七，脂肪一．七，醣七六．六，無機鹽一．四，粗纖維〇．一，水一〇．五。本品百分中含鈣〇．〇三九〇，燐〇．二三〇〇，鐵〇．〇〇七三。又本品每百公分，能生熱量三六一卡。

【應用】粟米和水，可以煮成粥飯。磨成細粉，可以蒸煮食品。除食用外，兼作滋養藥。又治熱痢不止，反胃吐食，脾胃氣弱，食不消化，湯飲不下等症。陳的粟米苦寒，治胃熱消渴，利小便。

【禁忌】凡胃寒的，不宜常吃。

一二、黍米

【品名】黍，是暑熱的意思。本品天熱生長，熱後成熟，所以叫「黍米」。也叫「黃米」。溫帶熱帶各地，都有產生。

【形性】黍，屬禾本科。一年生草本。本品是黍的子實，有赤白黑黃等色。粒圓，大小均勻，絕無參差。直徑長約○．一五公分。味甘。性溫。功能利中益氣，補肺止痛。

【成分】蛋白質九．七，脂肪○．九，醣七六．九，無機鹽一．○，粗纖維○．九，水一○．六。本品百分中含鈣○．○一八○，磷○．二○○，鐵○．○○七九。又本品每百公分，能生熱量三五五卡。

【應用】黍米性黏，和水煮成稀飯，磨粉蒸煮糕點，都很可口。又本品可作藥用，治脾胃虛寒，泄痢吐逆。

【禁忌】多食黍米，令人喜睡，緩人筋骨。

一三、稷米

【品名】稷米，又叫「高粱」；現名「文化米」。原產東印度。現在我國各地，都有種植。

【形性】稷，屬禾本科。一年生草本。五六月或七八月採收穎果，有紅黃白三種。果中米粒，就是稷米。稷米粗硬不黏，形扁圓。直徑長約○．四公分。味甘。性寒。功能和胃健脾，益氣補虛，清熱涼血，解苦止渴。

【成分】黃稷米：蛋白質九．七，脂肪四．一，醣七七．七，無機鹽一．四，粗纖維一．五，水五．六。本品每百公分，能生熱量三八八卡。紅稷米：蛋白質九．五，脂肪四．七，醣七二．五，無機鹽二．五，粗纖維一．八，水九．〇。本品每百公分，能生熱量三七〇卡。白稷米：蛋白質一一．九，脂肪五．〇，醣六四．八，無機鹽三．〇，粗纖維一．六，水一三．七。本品每百公分，能生熱量三五二卡。

【應用】稷米可以釀酒造餳。又可以作飯，充作饍食。更可用作緩和滋養藥，治陽盛陰衰，癰疽發背；又可解除瘴邪。

【禁忌】凡有宿恙的，禁用。多食，腹中發冷，小兒忌食。惡瓠子、附子。

一四、玉蜀黍

【品名】本品苗葉，好像「蜀葵」；結的種子，好像白玉；所以叫「玉蜀黍」。古今都稱「玉米」。原產亞洲；我國各地，都有種植。

【形性】玉蜀黍，屬禾本科。一年生草本。秋初結果，種子黃白色，光潔如玉，扁圓形。直徑長約〇．七公分。味甘。性平。功能調中開胃。

【成分】黃玉蜀黍：蛋白質八・六，脂肪四・四，醣七四・九，無機鹽一・八，粗纖維一・三，水九・〇。本品百分中含鈣〇・〇八七〇，燐〇・二二〇〇，鐵〇・〇〇一六。又本品每百公分，能生熱量三七四卡。白玉蜀黍：蛋白質七・七，脂肪二・一，醣七二・五，無機鹽一・二，粗纖維二・〇，水一四・五。本品百分中含鈣〇・〇八一〇，燐〇・一八〇〇，鐵〇・〇〇三三。又本品每百公分，能生熱量三四〇卡。

【應用】玉蜀黍，可以煮食。搾碎，叫做「玉米渣」，可以煮粥。磨麵，叫做「玉米麵」。既可以煮粥，又可以蒸糕，做窩窩頭等食品。

一五、蕎麥

【品名】本品磨粉似麥，所以叫「蕎麥」。又叫「蕎麥麵」。原產東印度及中亞細亞。我國廣東、江西一帶，出產頂多。

【形性】蕎麥，屬蓼科。一年生或越年生草本。八九月採取乾果，作三稜形，灰黑色。長約〇・六公分，闊約〇・四公分。味甘。性平而寒。功能下氣寬胸，消積通便。

【成分】蛋白質九・三，脂肪二・〇，醣五九・六，無機鹽一・七，粗纖維一・〇，水九・

五，其他一六・九。本品每百公分，能生熱量二九四卡。

【應用】蕎麥麵，可以做麵條烙餅供食。能益氣力，續精神。又可作健胃消化藥。並治禁口痢，每服三錢炒，糖水送服。又羊毛痧可用雞蛋清，黃酒，拌蕎麥麵，搓擦胸口後背，即愈。

【禁忌】凡脾胃虛寒的，禁用。久食動風，令人頭眩。又本品和豬羊肉同食，易患風癩，脫落鬚眉。

一六、雀麥

【品名】本品田野自生，穗似燕雀，所以叫「雀麥」；也叫「燕麥」。

【形性】雀麥，是禾本科植物。一年生草本。結實成穗，細長而疎。味甘。性平。功能充饑利腸。

【成分】蛋白質一五・六，脂肪三・二，醣六六・七，無機鹽一・七，粗纖維三・一，水九・七。本品每百公分中含鈣〇・〇六九〇，磷〇・三九〇〇，鐵〇・〇〇三八。又本品每百公分，能生熱量三五八卡。

【應用】雀麥，是救荒植物的一種。又可供藥用，胎死腹中，胞衣不下，用雀麥二兩，和水煎服，即下。

一七、薏米

【品名】本品假米，所以叫「薏米」，也叫「薏米仁」、「苡米」、「薏仁米」、「薏苡米」。山東，牛莊出產的頂好；廣西昭平生的，比較次一點兒。其他各地，也都有種植。

【形性】薏米，是禾本科植物。一年生草本。八九月採實，用指頭一壓，有光澤的薄皮，自能裂開，中有白色小仁，形扁圓，中央有深溝。直徑長約○．五公分。味甘。性微寒。生用利濕熱；炒用止霍亂。

【成分】蛋白質一三．七，脂肪五．四，醣六四．九，無機鹽○．一，粗纖維二．二，水一二．七。本品每百公分，能生熱量三六三卡。

【應用】本品和水煮熟，可充糧食。又作利尿及健胃藥。本品含有多量的鈣質和燐質。鈣質，是構造骨頭的原料；燐質，是滋補腦子的要品。所以神經衰弱，或骨質不堅的人，都可以當吃薏米。又能行水袪濕，治腎臟炎。

【禁忌】凡是沒有濕熱的，禁用。

一八、胡麻

【品名】咱們中國，本有大麻。漢使張騫從大宛得種，携回種植，形狀像大麻，所以叫「胡麻」。又叫「芝麻」、「脂麻」、「三角胡麻」、「小胡麻」、「大胡麻」等名稱。

【形性】胡麻，屬胡麻科。一年生草本。每年七八月，拔取胡麻的枯幹，曬乾，蒴果自裂，敲取扁平細小的種子，就是胡麻。頭尖，體長圓。長約〇・三公分。有黑白兩種，都發一種芳香。味甘。性平。功能益肝補腎，養血潤燥。

【成分】白胡麻：蛋白質二一・三，脂肪五九・六，醣四・五，無機鹽四・五，粗纖維七・五，水三・七。本品每百公分，能生熱量六六〇卡。黑胡麻：蛋白質二一・九，脂肪六一・七，醣四・三，無機鹽三・四，粗纖維六・三，水二・五。本品每百公分，能生熱量六六五卡。

【應用】胡麻子可以榨油，叫「香油」，充作和味料。黑胡麻子和米炒熟磨粉，加糖，開水沖拌作點，味香可口。常食益氣力，長肌肉，堅筋骨，填腦髓。本品又用作滋養強壯藥。

【禁忌】凡精氣不固，大便滑瀉的，禁用。

第二節　豆莢類

一、黃大豆

【品名】豆呈黃色，所以叫「黃大豆」。簡稱「黃豆」，俗稱「毛豆」。

【形性】黃大豆，屬豆科。一年生草本。夏結莢果，有毛，莢中有豆，橢圓形，生綠熟黃，就是黃大豆。長約一公分，闊約〇．六公分。味甘。性溫。功能消水腫，利大腸。

【成分】蛋白質三九．二，脂肪一七．四，醣二五．四，無機鹽五．〇，粗纖維四．二，水八．八。本品百分中含鈣〇．三二〇〇，燐〇．五七〇〇，鐵〇．〇〇五九。又本品每百公分，能生熱量四一五卡。又黃豆芽的成分：蛋白質九．一，脂肪一．六，醣五．五，無機鹽一．一，粗纖維〇．八，水八一．九。本品每百公分，能生熱量七三卡。

【應用】黃大豆，除煮熟供食，榨油、製醬外，可作緩和滋養藥。又凡有肺癰、痧氣嫌疑症象的，可令病人嚼生大豆，不覺腥味的，當是真病；覺有腥味的，不是真病，屢試屢驗。

【禁忌】黃大豆多食不節，必見生痰壅氣動嗽的證象。

二、赤小豆

【品名】豆小而赤，所以叫「赤小豆」。簡稱「赤豆」。

【形性】赤小豆，屬豆科植物。一年生草本。每年夏至後下種，秋季結細長的莢果，中藏圓形紅色的種子，就是赤小豆。長約〇・六公分，闊約〇・四公分。味甘酸。性平。功能清溼熱，排膿毒，消水腫，止洩痢，下乳汁，利小便。

【成分】蛋白質二〇・七，脂肪〇・五，醣五八・四，無機鹽三・三，粗纖維四・九，水一二・二。本品百分中含鈣〇・〇九六〇，燐〇・二九〇〇，鐵〇・〇〇五七。又本品每百公分，能生熱量三二一卡。

【應用】本品除做糕點煮食外，用作利水藥和腫瘍藥。

【禁忌】凡陰虛而無溼熱的，忌食。

三、綠豆

【品名】豆作綠色，所以叫「綠豆」。也叫「菉豆」、「青小豆」。

【形性】本品屬豆科。一年生草本。莢粗而鮮綠的，俗叫「官綠」，皮薄肉多；莢小而褐綠的，俗叫「油綠」，皮厚肉少。秋季採豆，豆長圓形，長約〇・五公分，闊約〇・四公分。味甘。性寒。功能消積熱，解百毒。

【成分】綠豆：蛋白質二二・一，脂肪〇・八，醣五八・八，無機鹽三・三，粗纖維三・一，水一一・九。本品百分中含鈣〇・〇六五〇，燐〇・三五〇〇，鐵〇・〇〇三二。又本品每百公分，能生熱量三三一卡。又綠豆芽的成分：蛋白質三・二，脂肪〇・一，醣三・九，無機鹽〇・四，粗纖維〇・七，水九一・七。本品每百公分，能生熱量二九卡。

【應用】綠豆煮食，清膽養胃，解暑止渴，潤皮膚，消浮腫，利小便。浸罨發芽，摘根作菜，叫「綠豆芽」。味極甘美。生研絞汁服，治丹毒、煩熱。

【禁忌】凡是沒有熱毒的，禁用。反榧子，同食殺人。忌鯉魚。

四、白扁豆

【品名】本品形扁而色白，所以叫「白扁豆」。產江蘇鎮江的，叫「南扁豆」。產江北的品種，次一點兒。

【形性】白扁豆，屬豆科。一年生草本。每年白露節後採豆。形扁圓，色白。長約一公分，闊約〇・七公分。味甘。性溫。功能補脾化溼，清暑生津，燥脾胃，止泄痢。

【成分】白扁豆：蛋白質二二・七，脂肪一・八，醣五六・五，無機鹽三・二，粗纖維五・九，水九・九。本品百分中含鈣〇・一二〇〇，燐〇・三七〇〇，鐵〇・〇〇六八。又本品每百公分，能生熱量三三三卡。鮮扁豆莢：蛋白質二・〇，脂肪〇・二，醣四・七，無機鹽〇・六，粗纖維一・〇，水九一・五。本品每百公分，能生熱量二九卡。

【應用】白扁豆嫩時，可充蔬菜。豆老可以煮食。和中下氣，益脾開胃。藥用治帶濁，和霍亂；又作解酒毒藥。

【禁忌】凡有傷寒外邪的，禁用。

五、蠶豆

【品名】本品豆莢像蠶，又在蠶時成熟，所以叫「蠶豆」。漢代張騫使外國時，由西胡攜回豆種栽植。所以現在各省都有出產。

【形性】蠶豆，是豆科植物。越年生草本。豆粒大而扁，頭方體圓。長約二公分，闊約一・

二公分。味甘，微辛。性平。功能健脾快胃，益臟利腑。

【成分】鮮蠶豆：蛋白質四・五，脂肪〇・二，醣六・九。無機鹽〇・八，粗纖維二・一，水八五・五。本品每百公分，能生熱量四九卡。乾蠶豆：蛋白質一八・二，脂肪〇・八；醣五八・六，無機鹽二・七，粗纖維六・七，水一三・〇。本品每百公分，能生熱量三一四卡。

【應用】蠶豆嫩時，可作蔬菜，味很鮮美。老豆可以炒食，可以煮食；又可以做醬，需用很廣。

【禁忌】蠶豆多食發脹，不易消化，胃弱的人和小孩兒，頂好少吃。

六、豌豆

【品名】本品莖苗柔弱宛曲，所以叫「豌豆」，各地原野園圃，都有出產。

【形性】豌豆，屬豆科。是越年生蔓性草本。初夏結莢果，莢長六七公分。中有種子，嫩時鮮綠，老時淡黃。圓形，直徑長約一公分。味甘。性平。功能治寒熱，除吐逆，止泄痢，利小便，消脹滿。

【成分】鮮豌豆：蛋白質五・六，脂肪〇・二，醣九・二，無機鹽〇・七，粗纖維一・〇，水八三・三。本品每百公分，能生熱量六一卡。老豌豆：蛋白質二四・六，脂肪一・〇，醣五七・五，無機鹽二・九，粗纖維四・五，水九・五。本品每百公分，能生熱量三三七卡。豌豆苗：蛋白質三・四，脂肪〇・二，醣一・八，無機鹽〇・六，粗纖維〇・九，水九三・一。本品每百公分，能生熱量二三卡。

【應用】豌豆嫩時，可以作菜，味很鮮嫩。老豆可以煮食，也可以做各種點食。常吃，去斑點，令人面發光澤。淡食，可治消渴。

七、黑大豆

【品名】豆皮色黑，所以叫「黑大豆」。簡稱「黑豆」，又叫「烏豆」。原產亞洲東部。我國江、浙、湘、鄂，出產很多。

【形性】黑大豆，屬豆科。一年生草本。夏季開花，秋季結莢果，莢外有茸毛，中藏種子四五顆。橢圓形，皮色黑。長約一公分，闊約〇・六公分。味甘。性平。功能祛風熱，鎮心神，消水腫，解諸毒；兼有滋養功效。

【成分】蛋白質四九・八，脂肪一二・一，醣一八・九，無機鹽四・六，粗纖維六・八，水七・八。本品百分中含鈣〇・二五〇〇，燐〇・四五〇〇，鐵〇・〇一〇五。又本品每百公分，能生熱量三八四卡。

【應用】黑大豆含蛋白質極多，可以滋補身體。煮熟常食，令人長肌肉，益顏色，塡骨髓，加氣力。又黑大豆一公斗，煮熟去皮，製成豆沙；和脂麻粉二公升，棗泥十公斤，糯米粉五公升，加水揉和，做成小餅，蒸熟供食，可以充饑。吃飽一頓，一日不餓；常吃令人强壯，容貌紅白，精神飽滿，永不憔悴。

【禁忌】凡脾胃虛寒和沒有熱毒的，禁用。畏龍膽。忌猪肉，厚朴，萆麻子。

八、豇豆

【品名】長豇豆，簡稱「豇豆」。

【形性】豇豆，豆科。一年蔓生草本。秋季結長莢果，莢內有種子十數顆，色紅褐。長圓形。長約〇・六公分，闊約〇・三公分。味甘，微鹹。性平。功能理中益氣，補腎健胃，和五臟，調營衞，生精髓，止消渴。

【成分】豇豆：蛋白質二一・三，脂肪二・二，醣五八・五，無機鹽三・四，粗纖維四・三，水一〇・三。本品每百公分，能生熱量三三九卡。鮮豇豆莢：蛋白質二・七，脂肪〇・二，醣四・六，無機鹽〇・七，粗纖維一・六，水九〇・二。本品每百公分，能生熱量三五卡。

【應用】豇豆嫩豆莢，可以煮菜；老時收子。做餡蒸糕，味都甘美。豇豆能補腎健胃，凡腎氣虛損，胃津不生，胃渴不止，吐逆泄痢，小便頻數的人，常吃豇豆，諸病全消。

九、豆腐

【品名】老豆腐，又叫「北豆腐」；嫩豆腐，又叫「南豆腐」。

【形性】黃豆水浸磨碎，濾去豆渣，煮熟，即成「豆腐漿」。味甘，微鹹。性平。功能清咽祛膩，清熱下氣，通腸利便，可止淋濁。豆腐漿，用鹽滷或石膏點收，就成「豆腐腦」。豆腐腦放入木框，用布包好，壓去過量的水，即成「豆腐」。味甘鹹。性寒。有小毒。功能寬中益氣，和脾健胃，消脹去滿，下大腸濁氣。

【成分】豆渣：蛋白質二・六，脂肪〇・三，醣七・三，無機鹽〇・七，粗纖維一・八，水八七・三。本品每百公分，能生熱量四二卡。豆腐漿：蛋白質四・五，脂肪一・八，醣一・五，無機鹽〇・四，水九一・八。本品百分中，含鈣〇・〇二五〇，磷〇・〇四五〇，鐵〇・〇〇二五。又本品每百公分，能生熱量四一卡。豆腐腦：蛋白質三・三，脂肪一・二，醣〇・五，無機鹽〇・六、水九四・四。本品每百公分、能生熱量二六卡。南豆腐：蛋白質四・七，脂肪一・三，醣二・五，無機鹽一・一，粗纖維〇・一，水九〇・三。本品百分中，含鈣〇・二四〇〇，磷〇・〇六四〇，鐵〇・〇〇一四。又本品每百公分，能生熱量四一卡。北豆腐：蛋白質七・五，脂肪一・〇，醣四・五，無機鹽〇・七，粗纖維〇・一，水八六・二。本品百分中含鈣〇・一一〇〇，磷〇・一一〇〇，鐵〇・〇〇三六。又本品每百公分，能生熱量五七卡。

【應用】豆腐漿，可以作滋補飲料。常服大補虛羸，寧嗽補血。豆腐，可以煮熟作菜。能和脾胃，消脹滿。豆渣，又叫「雪花菜」，可治便血痢惡。

一〇、豆腐皮

【品名】當煮豆腐漿時，漿上結成的皮，叫「豆腐皮」；也叫「豆腐衣」。

【形性】豆腐皮，色淡黃，薄而易碎。味甘，性平。功能養胃解毒。

【成分】蛋白質五一・○，脂肪二一・二，醣一七・六，無機鹽四・五，水五・七。本品每百公分，能生熱量四六五卡。

【應用】豆腐皮，可以作菜佐膳。常吃不生疥毒。

【禁忌】豆腐皮滑胎，孕婦忌食。

一一、豆腐乾

【品名】水分極少的乾豆腐，叫「豆腐乾」。

【形性】用布包碎豆腐，壓去水分，用醬油、香料或鹽湯一煮，就成「豆腐乾」。形方，色黃。味甘。性溫。功能和胃調中。

【成分】蛋白質二○・九，脂肪九・五，醣六・八，無機鹽八・九，粗纖維○・四，水五三・五。本品每百公分，能生熱量一九六卡。

【應用】豆腐乾可以供食。也可以作菜佐膳。

一二、乳腐

【品名】乳腐。有「臭豆腐」，「醬乳腐」，「糟乳腐」等分別。

【形性】醃過的豆腐發臭，叫「臭豆腐」；形方，灰白色。醬和紅麴浸製的醃豆腐，叫「醬乳腐」；形方，紅褐色。糯米酒浸的醃豆腐，叫「糟乳腐」；形方，淡黃色。味甘鹹。性平。功能養胃調中。

【成分】臭豆腐：蛋白質一三．一，脂肪一〇．二，醣三．八，無機鹽一一．三，粗纖維〇．六，水六一．〇。本品每百公分，能生熱量一五九卡。醬乳腐：蛋白質一四．四，脂肪五．六，醣五．二，無機鹽一七．五，粗纖維〇．六，水五六．七。本品每百公分，能生熱量一二九卡。糟乳腐：蛋白質一七．四，脂肪八．六，醣六．四，無機鹽一三．五，粗纖維〇．四，水五三．七。本品每百公分，能生熱量一六八卡。

【應用】臭豆腐油氽或煮熟，都可以作菜。醬乳腐、糟乳腐，也可以佐膳。

一三、千張

【品名】千張，吳人叫「百葉」。

【形性】豆腐腦用布包好，壓去水分，即成「千張」。形方，色白。味甘鹹。性平。功能消腫利腸。

【成分】蛋白質二〇・三，脂肪七・三，醣四・二，無機鹽三・四，粗纖維〇・二，水六四・六。本品每百公分，能生熱量一六五卡。

【應用】千張可以煮菜。

一四、粉條、粉皮

【品名】綠豆麪做成的薄皮，叫「粉皮」；綠豆麪做成的細條，叫「粉條」；乾的粉條，又叫「乾粉」。

【形性】綠豆麪和水調勻，放在湯鍋中一煮，結成圓形薄片，就成「粉皮」。綠豆麪漿，從有孔的木斗流入湯鍋，結成綫條，就成「粉條」。晒乾的粉條，又叫「乾粉」。味甘。性涼。功能清熱解毒。

【成分】乾粉：蛋白質三・一，脂肪〇・二，醣九六・〇，無機鹽〇・三，粗纖維〇・三，水〇・一。本品每百公分，能生熱量三九八卡。粉皮：蛋白質〇・六，脂肪〇・二，醣八七・五，無機鹽一・二，粗纖維〇・一，水一〇・四。本品每百公分，能生熱量，三五四卡。

【應用】粉條和粉皮，都可以煮菜佐膳。

第二章 蔬菜類

第一節 葉菜類

一、白菜

【品名】菜葉青白，所以叫「白菜」。也叫「黃芽菜」。

【形性】白菜，屬十字花科。越年生草本。高約五六公寸，菜葉闊大柔軟，葉緣有缺刻，色淡青白。冬季多藏地窖，用馬糞壅培，不見風日，葉嫩色黃，脆美可口。味甘。性涼。功能清血健胃，利腸通便，除胸中煩，解酒渴。

【成分】蛋白質一・一，脂肪〇・一，醣二・五，無機鹽〇・五，粗纖維〇・四，水九五・四。本品百分中含鈣〇・〇三三〇，燐〇・〇四二〇，鐵〇・〇〇〇四。又本品每百公分，能生熱量一五卡。

【應用】白菜的莖葉，脆嫩甘美。或醃，或炒，或煮，都可作菜。

【禁忌】白菜能通利腸胃，多吃便稀。

二、蕓薹

【品名】本品原產塞外雲臺戍。所以叫「蕓薹」。子可以榨油，又叫「油菜」。

【形性】蕓薹，屬十字花科，二年生草本。高約五六公寸。葉大而互生，作廣披針形，呈濃綠色。春季開黃花。味甘。性溫。功能散血，消腫毒，瀉熱，治遊丹。

【成分】蕓薹菜：蛋白質一・四，脂肪〇・一，醣二・五，無機鹽一・〇，粗纖維〇・七，水九四・三。本品每百公分，能生熱量一七卡。蕓薹菜花：蛋白質一・九，脂肪〇・四，醣二・六，無機鹽〇・九，粗纖維〇・七，水九三・五。本品每百公分，能生熱量二一卡。鹽蕓薹：蛋白質一・七，脂肪〇・三，醣二・三，無機鹽三・四，粗纖維〇・八，水九一・五。本品每百公分，能生熱量一九卡。

【應用】蕓薹的莖葉和菜花，都可炒食，或醃食。蕓薹子，可以作藥。

【禁忌】凡是沒有瘀滯的，或是滑腸的，都不能多吃。

三、菠菜

【品名】本品，原名「菠薐菜」，簡稱「菠菜」。

【形性】菠菜，屬藜科。一年生或越年生草本，高約三四公寸。莖中空。葉有長柄互生。葉端作三角形。莖葉綠色，根紫赤色。味甘。性冷滑。功能利五臟，通腸胃熱，能消酒毒。

【成分】蛋白質一．八，脂肪○．二，醣一．八，無機鹽一．八，粗纖維○．五，水九三．九。本品百分中含鈣○．○七○○，燐○．○三四○，鐵○．○○二五。又本品每百公分，能生熱量一六卡。

【應用】菠菜的莖葉肥嫩，根味甘美，煮食可口。常食補血潤燥，開胸利膈，健胃利腸。大便澀滯，和有痔術的人，尤宜常食。貧血和有肺病的人，常吃本品，也有特效。

【禁忌】多吃菠菜，令人腳弱，腰膝疼痛。

四、薺菜

【品名】護生菜，又叫「薺菜」。田野自生。

【形性】薺菜，屬十字花科。一年或越年生草本。高約一公寸至三四公寸。下部葉叢生而作羽狀分裂；上部葉作箭形，沒柄而有缺刻。味甘。性溫。功能利肝和中。

【成分】蛋白質四・一，脂肪〇・三，醣四・七，無機鹽一・四，粗纖維一・一，水八八・四。本品百分中含鈣〇・四二〇，磷〇・〇七三〇，鐵〇・〇〇六三。又本品每百公分，能生熱量三八卡。

【應用】薺菜的嫩莖葉，有一種香氣，可供蔬茹。常吃明目益胃。

五六、芥菜

【品名】本品有剛介氣，所以菜名從「介」，叫做「芥菜」。

【形性】芥菜，屬十字花科。一年或越年生草本。高約一公尺餘，葉互生，葉緣有細鋸齒，皺紋很多。味辛。性溫。功能通肺豁痰，利膈開胃。

【成分】蛋白質二・二，脂肪〇・一，醣四・七，無機鹽一・〇，粗纖維一・二，水九〇・八。本品百分中含鈣〇・二〇〇，磷〇・〇三八〇，鐵〇・〇〇〇八。本品每百公分，能生熱量二八卡。

【應用】大葉芥菜，可以炒食，也可以鹽食。能除腎經邪氣，通利九竅。又能治痰疾，胸部痲痺等症。並助化消脂肪。小葉有毛的芥菜，不可供食。

【禁忌】久食芥菜，積溫成熱，辛散火盛，耗人眞元，昏人眼目，發人痔瘡。又本品和兎肉同食，易生惡瘡。和鯽魚同食，常發水腫。

六、水芹菜

【品名】生於池澤中的芹菜，叫做「水芹菜」。

【形性】水芹菜，屬繖形科，多年生草本。春季宿根生苗，高約五六公寸，葉爲羽狀複葉。莖葉嫩時，青白色，有一種特殊的香氣。味甘。性平。功能滌熱祛風，清胃止血，養精益氣。

【成分】蛋白質二・二，脂肪○・三，醣二・○，無機鹽一・○，粗纖維○・六，水九三・九。本品百分中含鈣○・一六○○，燐○・○六一○，鐵○・○○八五。又本品每百公分，能生熱量二○卡。

【應用】水芹菜的莖葉，以白嫩的爲上；可以煮熟作菜。我們常吃肥健增食。兼治神經衰弱，崩帶淋濁，諸黃等症。

【禁忌】水芹菜和醋同食，容易損壞牙齒。

七、旱芹菜

【品名】生於旱地的芹菜，叫做「旱芹菜」。

【形性】旱芹菜，屬繖形科。多年生草本。高約四五公寸。莖葉色綠，有一種特殊的香氣。味甘。性寒。功能除心下煩熱。

【成分】蛋白質一・八，脂肪○・二，醣一・○，無機鹽一・八，粗纖維○・六，水九四・六。本品每百分中含鈣○・○三四○，燐○・○三九○，鐵○・○○○七。又本品每百公分，能生熱量九卡。

【應用】旱芹菜，可以作菜，又可供藥用。久食能聚氣，下瘀血，瘰癧鼠瘻，瘀瘍結核等症。

八、莧菜

【品名】莧莖高大，容易瞧見，所以菜名從「見」，叫做「莧菜」。莧菜有兩種，綠葉的叫「白莧菜」，紅葉的，叫「紅莧菜」。

【形性】莧菜，屬莧科。一年生草本。莖高約〇・五公尺，葉互生，卵圓形，葉柄長。白莧，莖葉綠色；紅莧，莖葉紅色。味甘。性冷。紅莧菜，功能利大小腸。白莧菜，功能補氣，除熱，通九竅。

【成分】紅莧菜：蛋白質一・八，脂肪〇・三，醣三・二，無機鹽一・六，粗纖維〇・八，水九二・三。本品百分中含鈣〇・二〇〇，燐〇・〇四六〇，鐵〇・〇〇四八。又本品每百公分，能生熱量二三卡。白莧菜：蛋白質一・八，脂肪〇・三，醣三・〇，無機鹽一・六，粗纖維〇・八，水九二・五。本品百分中含鈣〇・一八〇〇，燐〇・〇四六〇，鐵〇・〇〇三四。又本品每百分，能生熱量二二卡。

【應用】春夏之交，採取嫩莖葉，可以作菜供食。

【禁忌】莧菜性寒，不可和鱉肉同食。

九、蕹菜

【品名】「蕹菜」蕹空，又叫「空心菜」。水陸各地，都有出產。

【形性】蕹菜，屬旋花科。越年生草本，高約四五公寸。性宜濕地，提宿繁。蕹菜如蔓而中空，葉似菠薐。味甘。性平。

【成分】蛋白質一・八，脂肪〇・二，醣二・七，無機鹽一・四，粗纖維〇・八。水九三・一。本品百分中含鈣〇・一〇〇，燐〇・〇三七〇，鐵〇・〇〇一四。又本品每百公分，能生熱量二〇卡。

【應用】蕹菜嫩的莖葉，可供蔬茹。

一〇、茼蒿菜

【品名】茼蒿菜，又叫「蓬蒿」。各地菜園子，種植很多。

【形性】茼蒿菜，屬菊科。一年生或越年生草本。高約〇・三至一公尺。葉二回羽狀深裂，互生。味甘辛。性平。功能安心氣，養脾胃，消痰飲，利腸胃。

【成分】蛋白質一・九，脂肪〇・四，醣二・六，無機鹽一・〇，粗纖維二・六，水九一・五。本品每百公分，能生熱量二二卡。

【應用】茼蒿菜，可以煮熟作菜，能清涼解渴，消暑防疫，健胃增食。

一一、金花菜

【品名】花色金黃，所以叫「金花菜」；又叫「苜蓿」。田野自生。

【形性】金花菜，屬荳科。越年生草本。平臥地上，長約〇・七公尺。葉作羽狀複葉，由三小葉合成。味苦。性平澀。功能安中利人。

【成分】鮮金花菜：蛋白質三・〇，脂肪〇・三，醣三・四，無機鹽一・四，粗纖維一・二，水九〇・七。本品百公分中含鈣〇・一二〇〇，燐〇・〇九一〇，鐵〇・〇〇八五。又本品每百公分，能生熱量二八卡。鹽金花菜：蛋白質四・八，脂肪三・八，醣八・九，無機鹽一三・〇，粗纖維二・三，水六七・二。本品每百公分，能生熱量八九卡。

【應用】金花菜的莖葉，可作菜茹，味鮮可口。或鹽食，味也鮮美。常食利五臟，去脾胃邪熱，通小腸熱毒。

【禁忌】多食金花菜，冷氣入筋中，令人瘦削。

一二、韭菜

【品名】韭菜，又有「長生菜」，「嬾人菜」等名稱。

【形性】韭菜，屬百合科。是多年生草本。莖鱗狀，生於地下。初春發芽，色黃白，叫「韭芽」；又叫「韭黃」。葉細長扁平，長約三四公寸，色綠可愛。富含「硫亞列耳」揮發油，所以有一種臭氣。味辛微酸。性溫濇。功能散瘀活血。

【成分】韭芽：蛋白質一·七，脂肪〇·二，醣二·〇，無機鹽〇·三，粗纖維〇·六，水九五·二。本品每百公分，能生熱量一七卡。韭菜：蛋白質二·一，脂肪〇·四，醣三。三，無機鹽〇·八，粗纖維〇·八，水九二·六。本品百分中含鈣〇·〇五六〇，燐〇·〇四五〇，鐵〇·〇〇一三。又本品每百公分，能生熱量二五卡。

【應用】韭芽、韭菜、都可以作菜，味很甘美。可以壯陽，止洩精，暖腰膝，治腳氣，瘀腹痛。又可止出血藥和噎膈反胃藥。在腸內有消毒作用，能治大腸炎的下痢。

【禁忌】凡陰虛有熱，和沒有瘀滯的，禁用。本品不可和蜂蜜和牛肉同吃。又多吃昏神暗目，酒後尤忌。

一三、黃花菜

【品名】金針菜，又叫「黃花菜」。

【形性】黃花菜，是萱草的花兒。萱草，屬百合科。多年生草本，葉如蒲蒜而柔弱。新舊相代，四季青綠。夏季抽花軸，高約一公尺，軸端有幾個花苗，紅黃色，就是「黃花菜」。味甘。性涼。功能祛溼熱，利胸膈。

【成分】鮮黃花菜：蛋白質二・二，脂肪○・四，醣八・九，無機鹽○・九，粗纖維一・一，水八六・五。本品百分中含鈣○・○七三○，燐○・○六九○，鐵○・○○一四。又本品每百公分，能生熱量四八卡。乾黃花菜：蛋白質一一・匕，脂肪○・三，醣五○・○，無機鹽五・八，粗纖維五・六，水二六・六。本品每百公分，能生熱量二五○卡。

【應用】黃花菜，柔韌而味甘。調味煮熟，可以作菜。黃花菜又為涼降之品，能清熱止渴，祛濕通淋，養心消煩，開胸寬膈，解憂釋恣，醒酒除黃，常用作利尿藥。

一四、甘藍菜

【品名】藍菜，又叫「甘藍菜」。

【形性】甘藍菜，屬十字花科。是越年生的濕草。高約○・七公尺。葉平滑，鮮綠色。味甘。性平。功能塡腦髓，益心力，壯筋骨，利關節，通經絡。
【成分】蛋白質二·七，脂肪〇·三，醣四·〇，無機鹽一·三，粗纖維一·二，水九〇·五。本品每百公分，能生熱量三〇卡。
【應用】甘藍菜可以作菜，味很甘美。益血液，促進循環，強胃腸，幫助消化。兼治黃毒。

一五、胡荽

【品名】漢張騫使西域，携回這種，所以稱「胡」；「荽」是莖葉散布的樣子；合稱「胡荽」。俗叫「香菜」。又叫「蒝荽」。
【形性】胡荽，屬繖形科。是一年生的草本。多生在水邊。莖細長中空，高約〇·六公尺。葉互生，薄而平滑，單羽或複羽狀，淡綠色。含有一種揮發油，所以有強烈的香氣。味辛。性溫。功能發痘疹，解惡氣。用作健胃驅風祛痰藥。
【成分】蛋白質二·〇，脂肪〇·三，醣六·九，無機鹽一·五，粗纖維一·〇，水八八·三。本品每百公分，能生熱量三八卡。
【應用】胡荽的莖葉，可供菜茹。能清血健胃，治五臟，補不足，利大小腸，通小腹氣，拔四肢熱，止頭痛，通心竅。痧疹疔瘡不出，可用陳酒煮胡荽的莖葉，遍擦全身，立出。

【禁忌】凡患腳氣金瘡，和口臭齲齒的，禁食。又不可久食，令人健忘。又服補藥或藥中有白朮、丹皮的，不可吃胡荽。

一六、馬蘭頭

【品名】馬蘭的嫩苗，叫「馬蘭頭」。生於山野田澤，各處都有。

【形性】馬蘭，屬菊科。是多年生的芳草。高約一公尺餘，葉作長卵形而尖。葉緣有鋸齒，葉面粗糙。他的嫩苗，就是「馬蘭頭」。味辛。性平。功能和營清化，破宿血，養新血，止鼻衄，療吐血，合金瘡，斷血痢。

【成分】蛋白質二．〇，脂肪〇．二，醣二．六，無機鹽一．一，粗纖維〇．九，水九三．二。本品百分中含鈣〇．一三〇〇，燐〇．〇三四〇，鐵〇．〇〇二〇。又本品每百公分，能生熱量二〇卡。

【應用】馬蘭頭白水煮食，可作拌菜。鹽醋拌食，可治痔瘡。

第二節　根莖類

一、山藥

【品名】「山藥」，原名「薯蕷」。唐代宗名預，避諱改名「薯藥」。後來因爲宋英宗諱，又改爲「山藥」。

【形性】山藥，屬薯蕷科。宿根蔓草，春發新芽，莖細長，纏繞他物而上升。葉爲心臟形。根長約一公尺，徑約〇・三公寸。皮灰褐色，肉白色。味甘。性溫平。功能濇精，止帶，理瀉，治痢。

【成分】蛋白質一・五，醣一三・七，無機鹽〇・六，粗纖維〇・九，水八三・三。本品百分中含鈣〇・〇一四〇，燐〇・〇四二〇，鐵〇・〇〇〇三。又本品每百公分，能生熱量六一卡。

【應用】山藥的根，可以煮食。或作飯菜，或作點心，都很甘美。常食可以補脾腎，調二便，強筋骨，豐肌體，清虛熱，塡精髓。又山藥中含有一種「消化素」，糖化力量，非常偉大。在攝氏四五十度的弱鹽酸中，三小時內，可以消化五倍分量的醣。所以煮食山藥，避用高熱，以免「消化素」的分解。又患糖尿病的，常吃山藥，尿中糖量自減，屢試屢驗！

【禁忌】凡有濕熱實邪的，禁用。不宜和麪同吃。惡甘遂。忌銅鐵。

二、山芋

【品名】山芋，原產南洋羣島，和溫帶各地。又叫「番藷」，「番薯」，「甘藷」，「紅薯」。

【形性】山芋，屬旋花科。多年生草本。莖細長，匍匐地上。葉卵形，或心臟形，有長葉柄。五生。塊根皮色，有紫有白，有深紅淡紅，有黃褐色。紅皮的，肉黃而味甜；白皮的，肉白而味淡。味甘。性平。功能補虛乏，益氣力，健脾胃，強腎陰。

【成分】鮮山芋：蛋白質一・三，脂肪〇・一，醣一六・二，無機鹽〇・五，粗纖維〇・三，水八一・六。本品百分中含鈣〇・〇一八〇，燐〇・〇二〇〇，鐵〇・〇〇〇四。又本品每百公分，能生熱量七一卡。乾山芋：蛋白質六・一，脂肪〇・五，醣七六・七，無機鹽二・四，粗纖維一・四，水一二・九。本品每百公分，能生熱量三三六卡。

【應用】山芋味很甘甜。水煮代飯，可以生力氣，少疾病。又可以生吃，益氣生津；也可以烤熟作點。切片曬乾，碾粉做各種食品，應用很廣。

【禁忌】中滿的人，不可多吃山芋。又多吃山芋，容易復發舊病。患痔瘡痔漏的人，也不能多吃，吃了病更厲害，因爲山芋性能下行而滯氣。

三、萵苣

【品名】本品來自萵國，所以叫「萵苣」。也叫「萵筍」。各地園圃，都有出產。

【形性】萵苣，屬菊科。一年或越年生草本。高約一公尺。根長約三四公寸，鮮綠色肉。味苦。性冷。微毒。功能利五臟，通經脈，開胸膈。又能健腦清血，開胃增乳。

【成分】萵筍：蛋白質〇・七，醣〇・八，無機鹽〇・八，粗纖維〇・六，水九七・四。本品百分中含鈣〇・〇〇六八，燐〇・〇三一〇，鐵〇・〇〇〇二。又本品每百公分，能生熱量六卡。萵葉：蛋白質一・五，脂肪〇・四，醣二・二，無機鹽〇・七，粗纖維〇・五，水九四・七。本品百分中含鈣〇・〇三八〇，燐〇・〇三七〇，鐵〇・〇〇一一。又本品每百公分，能生熱量一八卡。萵莖：蛋白質〇・六，脂肪〇・一，醣二・一，無機鹽〇・六，粗纖維〇・四，水九六・二。本品百分中含鈣〇・〇一一〇，燐〇・〇三六〇，鐵〇・〇〇〇二。又本品每百公分，能生熱量一二卡。

【應用】萵筍鹽醃，或煮熟作菜，味美爽口。他的莖葉，也可以鹽醃拌食。又萵苣中含有多量的「鈣質」和「維生素戊」，所以我們常吃萵苣，就可以不生皮膚病。

四、茭白

【品名】本品根交結而白色，所以叫「茭白」。又叫「菰」，「菰筍」，「茭筍」。生於江湖池澤中。

【形性】茭白，屬禾本科。是多年生的水草。高約一二公尺。春季生新芽，好像筍的樣子，長約三公寸，就是「茭白」。味甘。性冷滑。功能去煩熱，止口渴，除目黃，利大小便。

【成分】蛋白質一‧二，脂肪〇‧一，醣二‧八，無機鹽〇‧五，粗纖維〇‧九，水九四‧五。本品百分中含鈣〇‧〇〇三六，燐〇‧〇〇四三，鐵〇‧〇〇〇三。又本品每百公分，能生熱量一七卡。

【應用】茭白可以煮菜供食。鹽醋煮食，可以利五臟邪氣，治卒心痛。又本品和鯽魚煮羹吃，可以開胃解酒毒。

【禁忌】茭白性冷滑，不可多吃。

五、芋

【品名】芋艿，簡稱「芋」，又叫「芋子」。俗叫「芋頭」。我國各省，都有出產。以江蘇丹徒縣龍潭所生的芋，最爲著名。

【形性】芋，屬天南星科。是多年生草本。莖高約一公尺餘。他的球根，外被黑絨毛，肉多色白，含有白色黏液。味甘。性平滑。有小毒。功能寬腸胃，充肌膚，解疸毒，止煩渴。

【成分】蛋白質二・二，脂肪〇・一，醣一六・七，無機鹽〇・八，粗纖維〇・六，水七九・六。本品百分中含鈣〇・〇一九〇，燐〇・〇五一〇，鐵〇・〇〇〇六。又本品每百公分，能生熱量七七卡。

【應用】芋煮熟作菜，可葷，可素，也可充糧。久食，治虛勞，神經衰弱及黃疸病。

【禁忌】熟芋滑滯，多吃不免動氣，發冷泄瀉。

六、慈姑

【品名】本品一根，年生數子；好像慈姑生子，所以叫「慈姑」。生於水田，我國南部各省，都有出產。

【形性】慈姑，屬澤瀉科。是多年生的水草。高約一公尺餘。霜後葉枯，根作橢圓形，色白而瑩潔。味甘，微苦。性微寒。功能療百毒。

【成分】蛋白質五・六，脂肪〇・二，醣二五・七，無機鹽一・六，粗纖維〇六，水六六・三。本品百分中含鈣〇・〇〇八二，燐〇・二六〇〇，鐵〇・〇〇一四。又本品每百公分，能生熱量一二七卡。

【應用】慈姑，可以煮食。也可以切片，用油炸黃，作為零食。多吃，發虛熱，腸，痔漏，瘰癧，崩中，帶下。

【禁忌】孕婦忌食。與人常食，令人常發脚氣，損壞牙齒。

七、萊菔

【品名】本品上古叫「蘆萉」；中古叫「萊菔」。俗叫「蘿蔔」。本品各省都有，以江蘇宜興縣出的頂好。

【形性】萊菔，屬十字花科。是一年生或越年生草本。莖高一公尺餘，葉作羽狀分裂。根長大，白色多肉。味甘辛。性冷。功能破氣化痰，清熱消食。

【成分】鮮萊菔：蛋白質〇・六，醣五・六，無機鹽〇・八，粗纖維〇・八，水九二・二。本品百分中含鈣〇・〇四九〇，燐〇・〇三四〇，鐵〇・〇〇〇五。又本品每百公分，能生熱量二五卡。乾萊菔：蛋白質六・六，醣六一・三，無機鹽八・七，粗纖維八・八，水一四・六。本品每百公分，能生熱量二七二卡。醬萊菔：蛋白質二・五，脂肪〇・三，醣一二・六，無機鹽九・二，粗纖維一・二，水七四・二。本品每百公分，能生熱量六三卡。鮮萊菔纓：蛋白質一・九，脂肪〇・二，醣三・六，無機鹽一・三，粗纖維一・〇，水九二・〇。本品每百公分，能生熱量二四卡。

【應用】萊菔可以生食，可以鹽食，能止渴寬中。也可以煮熟作菜，能化痰消導。

【禁忌】凡有氣虛血虧諸症的，禁用。服首烏、地黃的人，忌食。

八、蕪菁

【品名】蕪菁，又叫「紅蘿蔔」。各地的菜園子，都有出產。

【形性】蕪菁，屬十字花科。一年或越年生的草本。根多肉，有扁圓形或長圓形的兩種。味苦。性溫。功能利五臟，輕身益氣。消食下氣，治咳止渴。

【成分】蛋白質一・二，脂肪〇・一，醣九・七，無機鹽〇・八，粗纖維一・一，水八七・一。本品百分中含鈣〇・〇一九〇，燐〇・〇二三〇，鐵〇・〇〇〇四。本品每百公分，能生熱量四五卡。

【應用】蕪菁，可以煑食，也可以生吃，或鹽食。可以消宿食，下氣。

九、胡蘿蔔

【品名】本品，元時從胡地携回，氣味略似蘿蔔，所以叫「胡蘿蔔」。原產歐羅巴洲；現在我國各省都有。

【形性】胡蘿蔔，屬繖形科。越年生草本。根黃赤色。長約三公寸，徑約二・五公分。味甘辛。性微溫。功能利胸膈，調腸胃。

【成分】蛋白質一・一，脂肪〇・四，醣八・二，無機鹽一・〇，粗纖維一・一，水八八・二。本品百分中含鈣〇・〇五五〇，燐〇・〇五三〇，鐵〇・〇〇〇六。又本品每百公分，能生熱量三二卡。

【應用】胡蘿蔔，生熟都可以吃，味很甘美，又能養胃。

一〇、茅筍

【品名】「茅筍」，又叫「毛筍」。我國各省都有出產。江浙兩省出的，肥嫩頂好。

【形性】茅竹，屬禾本科。茅竹的嫩筍，大的重約一二公斤。外有毛籜，肉白肥嫩，有蘭花香味的，是竹筍中頂好的一種。味甘。性平。功能利九竅，通血脈，化痰涎，消食積。

【成分】蛋白質二・一，脂肪〇・一，醣四・四，無機鹽〇・七，粗纖維〇・七，水九二・〇。本品百分中含鈣〇・〇〇九九，燐〇・〇七六〇，鐵〇・〇〇〇五。又本品每百公分，能生熱量四一卡。

【應用】茅筍，可供食用，又可供藥用，能治肺痿，吐血，痰嗽，積滯。又茅筍消痰的力量，勝於他筍；可是多吃了，令人心嘈易飢。

一一、冬筍

【品名】冬季生出的筍，叫「冬筍」。

【形性】冬筍，形短體小，籜上有毛。味甘。性寒。功能利膈下氣，化熱消痰。

【成分】蛋白質三・七，脂肪〇・一，醣五・二，無機鹽一・一，粗纖維〇・七，水八九・

二。本品百分中含鈣〇・〇二二〇、燐〇・〇五六〇，鐵〇・〇〇〇一。又本品每百公分，能生熱量三七卡。

【應用】冬筍味很鮮美，可以作菜。

一二、鞭筍

【品名】生於竹邊，形狀似鞭，所以叫「鞭筍」。

【形性】鞭筍，伏生土中，長約三公寸餘。味甘。性寒。功能開胃利腸，治痰止渴。

【成分】蛋白質一・八，醣五・六，無機鹽〇・九，粗纖維一・八，水八九・九。本品每百公分，能生熱量三〇卡。

【應用】鞭筍，味淡而鮮，氣香而蘊藉，可以煮食或鹽食。五月梅雨時長的，叫「梅鞭」，味淡肉硬，不及秋生的好。

一三、葦筍

【品名】蘆葦的嫩芽，簡稱「葦筍」。各省都有出產。

【形性】蘆葦，屬禾本科。多年生草本。多生水邊。春季從宿根生嫩芽，色白，柔嫩。味微苦。性冷。功能止渴利溲，去膈間客熱。

【成分】蛋白質一·四，脂肪〇·二，醣二·八，無機鹽〇·七，粗纖維〇·八，水九四·一。本品每百公分，能生熱量一九卡。

【應用】茭筍，可以煮熟作菜。能解蟹毒和肉毒。

一四、百合

【品名】本品由鱗瓣合成，所以叫「百合」。百合以湖南湘潭、寶慶出產的頂好。產四川的，叫「川百合」；產江蘇南京的，叫「蘇百合」；都很有名。

【形性】百合，屬百合科。是多年生草本。地下球莖，由很多的鱗片，合成扁圓形。大的直徑，約八九公分。色白，下部稍微帶一點兒赤色。味甘。性平。功能潤肺止嗽，斂氣養心，安神定魄，袪風化濕。

【成分】蛋白質四·〇，脂肪〇·一，醣二八·七，無機鹽一·一，粗纖維一·〇，水六五·一。本品百分中含鈣〇·〇〇九一，燐〇·〇九一〇，鐵〇·〇〇〇九。又本品每百公分，能生熱量一三二卡。

【應用】百合，以純白肥大，而有檀香氣味的頂好。或蒸或煮，不僅可以充飢；並且可以補虛止嗽。

【禁忌】凡中寒的，禁用。

一五、荸薺

【品名】荸薺，原名「烏芋」；又叫「地栗」。多生於水田。

【形性】荸薺，屬莎草科，是多年生草本。根似慈姑，扁圓形。直徑約三四公分。外部紅色，有黑色薄皮，內部白色。味甘。性微寒而滑。功能清熱，明目，化痰，消積。

【成分】蛋白質一·四，脂肪〇·一，醣二〇·一，無機鹽一·四，粗纖維〇·六，水七六·四。本品百分中含鈣〇·〇〇八二，燐〇·二六〇〇，鐵〇·〇〇一四。又本品每百公分，能生熱量八七卡。

【應用】荸薺味甘，可以生吃，也可以煮食。

【禁忌】凡脾胃虛寒而無熱的，禁用。

一六、藕

【品名】蓮的花葉偶生，所以蓮的地下莖，叫「藕」。常生於池澤中。

【形性】藕，是「蓮」的地下莖，色白，有孔而多絲。長約一公尺，常有三四節。每節生二莖，一莖是花，一莖是葉。野生和開紅花的，蓮多藕劣；自種和開白花的，蓮少藕好。味甘。性平。生用生津止渴，涼血散瘀；熟用補心益胃，止瀉充飢。老藕搗汁取粉，叫做「藕粉」。功能開胃填髓，益血通氣。

【成分】鮮藕：蛋白質一・七，脂肪〇・一，醣九・七，無機鹽一・一，粗纖維〇・八，水八六・六。本品百分中含鈣〇・〇一九〇，燐〇・〇五一〇，鐵〇・〇〇〇五。又本品每百公分，能生熱量四七卡。藕粉：蛋白質〇・八，脂肪〇・五，醣八七・五，無機鹽〇・七，粗纖維〇・三，水一〇・二。本品百分中含鈣〇・〇〇三六，燐〇・〇〇七六，鐵〇・〇〇〇八。又本品每百公分，能生熱量三五八卡。

【應用】藕，可以生吃；也可以煮食。藕粉和入白糖，用開水冲拌，氣味芳香，常食安神健脾，解暑生津，消食止瀉。

一七、馬鈴薯

【品名】本品根圓，略似馬鈴，所以叫「馬鈴薯」。俗名「土豆」。原產南美智利國。現在我國各地都有。

【形性】馬鈴薯，屬茄科，多年生草本。塊根橢圓形，有紅白兩種。味甘辛。性寒，有小毒。功能止熱嗽，解藥毒。

【成分】蛋白質一·八，脂肪○·七，醣二六·一，無機鹽一·一，粗纖維一·三，水六九·○。本品百分中含鈣○·○一一○，燐○·○五九○，鐵○·○○○九。又本品每百公分，能生熱量一一八卡。

【應用】馬鈴薯煮熟。味甘美，厚人腸胃，可以充饑。

第三節 蔬果類

一、冬瓜

【品名】冬季下種，結瓜肥美，勝於春種，所以叫「冬瓜」。

【形性】冬瓜，屬葫蘆科。一年生蔓草。瓜大如斗，是漿果，橢圓形。皮厚而有毛，初生青綠色，熟時分泌白霜。味甘。性微寒。功能祛溼驅熱，利尿消腫。

【成分】蛋白質〇・四，醣二・四，無機鹽〇・三，組織維〇・四，水九六・五。本品百分中含鈣〇・〇一九〇，燐〇・〇一二〇，鐵〇・〇〇〇三。又本品每百公分，能生熱量一一卡。

【應用】冬瓜，可以煮熟作菜。胖人常食，可以減瘦輕健。瘦人要胖，不能多吃。「冬瓜皮」，「冬瓜子」，都可以供藥用。

【禁忌】凡是沒有溼熱的，禁用。又虛寒腎冷，久病滑泄的，都不能吃冬瓜。

二、黃瓜

【品名】本品從西域取來，所以叫「胡瓜」。後來因爲避諱，改名「黃瓜」。

【形性】黃瓜，屬葫蘆科。一年生蔓草。夏結瓠果，有刺很多。味甘。性寒，有小毒。功能清熱解渴，利水清血。

【成分】鮮黃瓜：蛋白質〇・八，脂肪〇・二，醣二・四，無機鹽〇・五，組織維〇・七，水九五・四。本品百分中含鈣〇・〇二五〇，燐〇・〇三七〇，鐵〇・〇〇〇四。又本品每百公分，能生熱量六卡。嫩黃瓜：蛋白質三．八，脂肪○．二，醣一○．四，無機鹽九．三，粗纖維○．六，水七五．七。本品每百公分，能生熱量五八卡。

【應用】黃瓜，可以生食，或鹽醃，或炒熟作菜。夏季常食，可以清血健胃，解暑消熱。小孩兒多吃，容易作瀉生瘡。

【禁忌】瘡瘍瀉痢，腳氣瘡疥，產後痧症，都要忌食。

三、南瓜

【品名】本品原出南番，所以叫「南瓜」。現在各地都有。

【形性】南瓜，屬葫蘆科。一年生蔓草。花後結巨大漿果，形狀不一。大多是扁球圓形，有縱溝數條，表面有疙瘩。生時呈綠色，熟時變橙黃色。中藏扁圓形的種子。味甘，性溫。功能和中益氣。又能驅除絛蟲。

【成分】蛋白質○．五，脂肪○．四，醣六．○，無機鹽○．五，粗纖維○．五，水九二．一。本品百分中含鈣○．○一一○，燐○．○○九○，鐵○．○○○一。又本品每百公分，能生熱量三○卡。

【應用】南瓜可以充饑，也可以代糧救荒。和米粉作餅餌。子色白肉厚，可以炒食。

【禁忌】凡有腳氣，黃疸病的，禁用。和羊肉同食，壅氣。

四、絲瓜

【品名】本品，老時筋細如絲，所以叫「絲瓜」。

【形性】絲瓜，屬葫蘆科。一年生蔓草。夏季結瓜，深綠色，有皺紋，長約四五公寸。味甘。性平。功能清血解毒，通經達絡，行血下乳，祛痰鎮痛，消腫殺蟲。

【成分】蛋白質一•五，脂肪○•一，醣四•五，無機鹽○•五，粗纖維○•五，水九二•九。本品百分中含鈣○•○二八○，燐○•○四五○，鐵○•○○○八。又本品每百公分，能生熱量二五卡。

【應用】絲瓜嫩時，可以煮菜，宜葷宜素。可治痰疾腎病。瓜老經霜枯黃，生強韌如網的纖維，叫「絲瓜絡」，可供藥用。能補能通，化濕除黃，息風止血。

【禁忌】凡血虛液涸而絡不利的，禁用。

五、茄子

【品名】茄子，古名「落酥」。

【形性】茄子，屬茄科。一年生草本。夏秋結漿果，暗紫色，也有紫白青色的。北產的，大多扁圓形；南產的，卵圓形或長圓形。味甘，性寒。功能利氣散瘀，消腫鎮痛。

【成分】蛋白質二・三，脂肪〇・一，醣三・一，無機鹽〇・五，粗纖維〇・八，水九三・二。本品百分中含鈣〇・〇二二〇，燐〇・〇三一〇，鐵〇・〇〇〇四。又本品每百公分，能生熱量二三卡。

【應用】茄子，可以煮熟作菜。不可多吃；多吃腹痛下痢。少吃，可助消化脂肪。

【禁忌】大便溏泄的人，不可以吃。孕婦也不可多吃，以免傷胎。

六、西瓜

【品名】本品從西方回紇取來，所以叫「西瓜」。現在各地都有出產。

【形性】西瓜，屬葫蘆科。一年生蔓性草本。夏季結漿果，球形，直徑約二三公寸不等。皮色生時作白色，熟時轉綠色而有光澤。瓤色或白或黄，或紅或粉，漿液很多。種子有黑白紅等色。味甘淡。性寒。功能消暑止渴，解熱利尿。

【成分】蛋白質〇・四，醣一・三，無機鹽〇・二，粗纖維〇・一，水九八・〇。本品百分中含鈣〇・〇〇一五，燐〇・〇〇一七，鐵〇・〇〇〇一。又本品每百公分，能生熱量七卡。

【應用】西瓜瓤味甘美，暑天常吃，可以解暑清熱。可是性寒，容易傷胃，不能多吃。否則，積寒助濕，易生瀉痢。又西瓜治黃疸，常有特效。按黃疸病人，吃了西瓜，不但小便通利；就是大便，也能暢通。大多是因爲尿量增加，自可減少膽色素的含量；大便暢通，自可除去膽汁的停滯。西瓜皮，可供藥用。功能清熱解暑。西瓜子炒香佐酒，確是雅俗共賞的消閒食品。

七、甜瓜

【品名】本品味甜，所以叫「甜瓜」。原產亞細亞洲和亞非利加洲的熱帶地方。現在我國各省，都有出產。

【形性】甜瓜，屬葫蘆科。一年生蔓性草本。夏季結瓠果，呈橢圓形。長約一・五公寸。黃色，有縱條紋。味甘。性寒滑，有小毒。功能止口渴，除煩熱，利小便，通三焦壅塞氣。

【成分】蛋白質〇·四，脂肪〇·一，醣六·二，無機鹽〇·五，粗纖維〇·四，水九二·四。本品百分中含鈣〇·〇二七〇，磷〇·〇一二〇，鐵〇·〇〇〇四。又本品每百公分，能生熱量二七卡。

【應用】甜瓜清香味甜，是夏天解暑止渴的食品。能滌熱除煩，利便解渴。瓜蒂，可以做涌吐藥。

【禁忌】凡虛寒多濕，便滑腹脹，腳氣和有產後病的，都要忌食甜瓜。又甜瓜有兩鼻兩蒂的，有毒殺人。

八、菜瓜

【品名】本品可以作菜，所以叫「菜瓜」。原產越中，又叫「越瓜」。現在南北各省，都有出產。

【形性】菜瓜，屬葫蘆科。一年生蔓性草本。夏秋之間結瓜。橢圓形，長約一二公寸至二三公寸。皮肉的顏色，都是淡綠色的。味甘。性寒。功能利腸胃，止煩渴。

【成分】蛋白質〇·七，醣一·八，無機鹽〇·三，粗纖維〇·五，水九六·七。本品百分中含鈣〇・〇二四〇，燐〇・〇一一〇，鐵〇・〇〇〇二。又本品每百公分，能生熱量一〇卡。

【應用】菜瓜可以生食。鹽糖醬醋浸藏，都能經久不壞。

【禁忌】小孩兒不能多吃菜瓜，令人虛弱，不利步行。

九、葫子

【品名】葫子，又叫「壺盧」。蘇人俗名「扁蒲」。南北各省，都有出產。

【形性】葫子，屬葫蘆科。一年生蔓性草本。初秋結實，皮肉色綠，長約三公寸至五六公寸。味甘。性平滑。功能消熱利水，除煩潤腸。

【成分】蛋白質〇・八，脂肪〇・一，醣二・八，無機鹽〇・四，粗纖維〇・六，水九五・三。本品百分中含鈣〇・〇一〇〇，燐〇・〇四五〇，鐵〇・〇〇〇八。又本品每百公分，能生熱量一五卡。

【應用】葫子煮熟作菜，葷素咸宜。

一〇、西紅柿

【品名】本品色紅似柿，所以叫「西紅柿」；又叫「番茄」。

【形性】西紅柿，屬茄科。一年生草本。夏秋結實，扁圓形，直徑約○・五至○・七公寸。色紅似柿。味甘。性溫。功能助消化，健脾胃。

【成分】蛋白質○・九，脂肪○・四，醣三・三，無機鹽○・五，粗纖維○・六，水九四・三。本品百分中含鈣○・○○八○，燐○・○三二○，鐵○・○○○四。又本品每百公分，能生熱量二○卡。

【應用】西紅柿，味甘微酸，可以生吃，也能作菜。本品含維生素甲乙丁三種。常吃，可以預防脚氣病，並治腸胃病。

二、菱

【品名】菱，又叫「菱角」。多生在池塘中。

【形性】菱，屬菱科。一年生水草。夏季葉腋生菱，兩角形，有青紅兩色。味甘。性平。功能清暑，泄熱。

【成分】菱角：蛋白質一・四，脂肪○・二，醣九・六，無機鹽○・七，粗纖維○・四，水八七·七。本品百分中含鈣〇·〇〇八七，燐〇·〇四九〇，鐵〇·〇〇〇七。又本品每百公分，能生熱量四六卡。菱粉：蛋白質〇·三，脂肪〇·二，醣八〇·八，無機鹽〇。二，水一八·五。本品每百公分，能生熱量三二六卡。

【應用】菱角嫩時，可以生吃，肉嫩甘美；多吃傷胃。老菱煮熟，可以代糧充饑，多食腹脹。搗爛澄粉，和糖開水沖食，可以補中延年。菱角，又可作滋養劑，解熱、解毒藥。

第三章 果實類

第一節 漿果類

一、葡萄

【品名】本品可以造酒，酒易醉人，所以叫「葡萄」。原產西域；現在我國南北各地，都有種植。

【形性】葡萄，屬葡萄科。是蔓生的落葉木本。秋季結漿果，呈橢圓形或長橢圓形；直徑約一·五公分至三公分。外皮綠色而有紫暈。也有紫紅、黑、白等色的。肉多味美。味甘。

性平滑。功能利筋健骨，起痿治痺，除煩止渴，益氣培力。

【成分】紫葡萄：蛋白質〇・四，脂肪〇・六，醣八・二，無機鹽〇・三，粗纖維二・六，水八七・九。本品百分中含鈣〇・〇〇四一，燐〇・〇〇六三，鐵〇・〇〇〇八。又本品每百公分，能生熱量四〇卡。綠葡萄：蛋白質〇・四，脂肪〇・五、醣九・二，無機鹽〇・三，粗纖維一・一，水八八・六。本品百分中含鈣〇・〇〇三六，燐〇・〇一五〇，鐵〇・〇〇〇六。又本品每百公分，能生熱量四三卡。葡萄乾：蛋白質二・六，脂肪三・三，醣七六・一，無機鹽三・四，水一四・六。本品百分中含鈣〇・〇六四〇，燐〇・一三二〇，鐵〇・〇〇二一。又本品每百公分，能生熱量三四五卡。

【應用】鮮葡萄，可以生吃。甘而不飴、酸而不酢，冷而不寒，味長汁多，除煩解渴，逐水利溲。葡萄乾，能攝精氣，滋養身體。虛弱人常吃，最為相宜。但是葡萄乾有皮，不能多吃，以免胃腸發氣。

【禁忌】凡有風熱實邪的人，忌食。

二、香蕉

【品名】本品果實氣香，皮色易焦，所以叫「香蕉」。味甜，又叫「甘蕉」。產閩廣一帶，和熱帶地方。

【形性】香蕉，屬香蕉科。是多年生草本。果實約有數十個連綴成串。果皮生時綠色，熟漸變黃。果肉甘甜，作五稜。長約一公寸至二公寸。味甘。性大寒。

【成分】蛋白質一．三，脂肪〇．六，醣二一．〇，無機鹽〇．八，粗纖維一．〇，水七五．三。本品百分中含鈣〇．〇〇九〇，燐〇．〇三一〇，鐵〇．〇〇〇六。又本品每百公分，能生熱量九五卡。

【應用】香蕉生食，止渴潤肺，解酒毒，潤腸胃；蒸熟晒乾，舂肉取食，通血脈，塡骨髓，解肌熱，消煩渴。

三、波羅蜜

【品名】本品味甜像蜜，所以叫「波羅蜜」。出嶺南及印度等處。

【形性】波羅蜜，屬桑科。是常綠喬木。果實長橢圓形，長約二公寸餘。黃綠色，表面有無數的突起，果肉層疊，略似橘瓤。味甘而香，微酸。性平。功能止渴解煩，醒酒益氣。

【成分】蛋白質〇・四，脂肪〇・三，醣九・三，無機鹽〇・三，粗纖維〇・四，水八九・三。本品百分中含鈣〇・〇一八〇，燐〇・〇二八〇，鐵〇・〇〇〇五。又本品每百公分，能生熱量四二卡。

【應用】波羅蜜剖開，香氣四溢，味甜如蜜；夏季生吃，清暑解渴。

四、無花果

【品名】花小不顯，好像無花結果，所以叫「無花果」。各國都有出產；我國兩廣，產生頗多。

【形性】無花果，屬桑科。是喬木。花生花托，托作囊狀。花後囊漸膨大，結成倒卵圓形的果實，長約三四公分。果皮生時作綠色，熟變黃褐色或紫褐色。果肉紫色或紅色。味甘。性平。功能清熱潤腸。

【成分】鮮無花果：蛋白質一・〇，脂肪〇・四，醣一二・六，無機鹽〇・五，粗纖維一・九，水八三・六。本品百分中含鈣〇・二七〇〇，燐〇・〇九六〇，鐵〇・〇〇二九。又本品每百公分，能生熱量五八卡。無花果乾：蛋白質四・三，脂肪〇・三，醣七四・一，無機鹽二·四，水一八·八。本品每百公分，能生熱量三一七卡。

【應用】無花果味甜，生吃蜜餞，都很可口。入胃和胃液混和，可以幫助消化。入腸吸入血中，能促進血液的氣化，增進細胞的新陳代謝。本品可以作緩和滋養藥。又治痔瘡，和消化不良症。

五　桑椹

【品名】桑椹，又叫「黑桑椹」。原產波斯國。現在我國各地都有，以廣東省南海、順德一帶所產的頂好。

【形性】桑椹，是桑的果實。桑，屬桑科。桑椹生時青黃色；四月成熟，色變紫黑，橢圓形，長約三公分，表面凹凸不平，內含圓形小仁，汁很多。味甘。性寒。功能補腎明目，養血祛風，利水消腫，安神健步。

【成分】蛋白質〇·九，脂肪〇·六，醣五·七，無機鹽〇·六，粗纖維六·三，水八五·九。本品每百公分，能生熱量三二卡。

【應用】桑椹可以生吃，也可以飲汁。味初酸，繼轉甜。入胃，能助消化；入腸，能促進腸的蠕動。或熬成膏，用作強壯藥。兼治習慣性的便秘。

【禁忌】凡大便泄瀉，腎虛無熱的，禁食。

六、覆盆子

【品名】子像覆盆的樣子，所以叫「覆盆子」。浙江寧波，出產很多。

【形性】覆盆子，屬薔薇科。是亞灌木。夏初結果，小而攢簇，形如圓錐，或像彈丸，長約二・五公分。生時綠色，熟變暗紅色。味甘。性平。功能補肝腎，縮小便，強陽事，滋陰痿。

【成分】蛋白質一・〇，脂肪〇・六，醣六・〇，無機鹽〇・六，粗纖維一・四，水九〇・四。本品每百公分，能生熱量三三卡。

【應用】覆盆子，味甘微酸，可以生吃。又可用作滋養強壯藥。功能溫腎而不燥，固精而不凝。所以常吃本品，陰痿能強，肌膚能潤，臟腑能和，鬚髮不白。婦女常吃，容易懷孕。

【禁忌】凡陽強不倒，小便不利的人，忌食。

七、柿

【品名】本品原名「柹」。世俗通作「柿」。南北各省，都有出產。

【形性】柿，屬柿樹科。是落葉喬木。八九月漿果成熟，色黃赤，扁圓形或橢圓形。大小不一。味甘。性平而澁。功能潤肺清腸，生津寧嗽，健脾補胃，止血療痔。

【成分】蛋白質〇·七，脂肪〇·一，醣一〇·五，無機鹽二、九，粗纖維三·一，水八二·七。本品百分中含鈣〇·〇一〇〇，燐〇·〇一九〇，鐵〇·〇〇〇二。又本品每百公分，能生熱量四六卡。高莊柿：蛋白質〇·五，脂肪〇·一，醣一五·九，無機鹽〇·四，粗纖維〇·四，水八二·七。本品百分中含鈣〇·〇〇八八，燐〇·〇二一〇，鐵〇·〇〇〇二。又本品每百公分，能生熱量六七卡。柿餅：蛋白質二·四，脂肪〇·一，醣七〇·五，無機鹽一·五，粗纖維二·八，水二二·七。本品百分中含鈣〇·〇二二〇，燐〇·〇三〇〇，鐵〇·〇〇三四。又本品每百公分，能生熱量二九三卡。

【應用】柿味甘美，可以生吃。北產柿核少，柔腴益人，能補虛勞不足。又可用作袪痰鎮咳藥、收斂藥。柿霜味甜，治咽喉口舌瘡痛。柿蒂，可作呃逆藥。

【禁忌】凡屬虛寒的，忌食。又本品不能和蟹肉同食。

第二節　仁果類

一、梨

【品名】本品性善下行而流利，所以叫「梨」。梨以山東萊陽出的頂好。

【形性】梨，屬薔薇科。是落葉喬木。秋季結果，大小不一；直徑長約七八公分。表皮有小斑點，果肉白色，中有黑色種子十餘顆。梨肉味甘微酸。性寒。功能瀉熱養陰。

【成分】蛋白質〇·一，脂肪〇·一，醣九·一，無機鹽〇·二，粗纖維一·三，水八九·二。本品百分中含鈣〇·〇〇五四，燐〇·〇〇六四，鐵〇·〇〇〇二。又本品每百公分，能生熱量三八卡。

【應用】梨去皮生吃，汁多味甜微酸。常用作清涼劑，專入肺和胃。凡胸中熱結咳嗽，痰咳便秘，狂煩咽乾，因溼反胃不食，以及一切屬於熱而成病的，吃梨數個，就能轉重爲輕，消弭於無事。搗汁熬膏，可以清痰止嗽。

【禁忌】凡胃寒便滑，和沒有熱邪的人，忌食。

二、蘋果

【品名】蘋果，原名「柰」。

【形性】蘋果，屬薔薇科。是落葉喬木。秋結果實，球形，直徑長約六七公分。果皮生青熟紅，或半紅，或半白，光潔可愛。味甘微苦。性寒。功能生津止渴，補中和脾。

【成分】中國蘋果：蛋白質〇・二，脂肪〇・一，醣一四・五，無機鹽〇・二，粗纖維一・〇，水八四・〇。本品百分中含鈣〇・〇一一〇，燐〇・〇〇九一・鐵〇・〇〇〇三。又本品每百公分，能生熱量六〇卡。美國蘋果：蛋白質一・〇，脂肪〇・八，醣一四・九，無機鹽〇・五，粗纖維〇・八，水八二・〇。本品每百公分，能生熱量七一卡。

【應用】蘋果氣香味甜。半熟時，果肉鬆脆可口；過熟時，果肉沙爛，不堪食用。本品又可供藥用，補中焦諸不足氣。頭痛的人，常吃蘋果，可以止痛。

三、林檎

【品名】本品味甘，能引鳥於林，所以叫「林檎」。

【形性】林檎，屬薔薇科。是落葉喬木。夏末果熟，形圓略扁，直徑長約五六公分，果皮向陽面色鮮紅。味酸而甘。性溫。功能下氣消痰，療水穀痢，洩精。

【成分】蛋白質○·四，脂肪○·五，醣一四·二，無機鹽○·三，粗纖維一·二。水八三·四。本品每百公分，能生熱量六三卡。

【應用】林檎有甘酢兩種：甜的早熟脆美；酢的晚熟，須熟透，才能供食。林檎曬乾研末，煎湯味美，叫「林檎麨」。本品除食用外，又可供藥用。

四、枇杷

【品名】本品葉形，好像琵琶，所以叫「枇杷」。江蘇洞庭山出的白沙枇杷，最爲著名。

【形性】枇杷，屬薔薇科。是常綠喬木。夏季果實成熟，作球圓形，直徑長約二三公分。果皮黃色而有軟毛。中藏種子兩三個。味甘酸。性平。功能止渴下氣，利肺氣，止吐逆，除上焦熱，潤五臟。

【成分】蛋白質○·四，脂肪○·一，醣六·六，無機鹽○·五，粗纖維○·八，水九一·六。本品每百公分，能生熱量二九卡。

【應用】枇杷肉厚，味甜酸美。又有一種果肉白色的，叫「白沙枇杷」，味更甜美如蜜。

【禁忌】多吃枇杷，發痰熱傷脾，和炙肉及熱麪吃，令人患黃熱病。

五、石榴

【品名】石榴，原產歐洲、小亞細亞。現在我國各省，都有出產。

【形性】石榴，屬安石榴科。是落葉灌木。秋季果實成熟，實如球形，直徑長約五公分至八公分。赤色，有黑斑。熟了自裂。中如蜂房，隔以黃色薄膜；子或紅或白，形如人齒，味甘而酸，性溫而澁。

【成分】蛋白質一・五，脂肪一・六，醣一六・八，無機鹽〇・六，粗纖維二・七，水七六・八。本品百分中含鈣〇・〇一一〇，燐〇・一〇五〇，鐵〇・〇〇〇四。又本品每百公分，能生熱量八八卡。

【應用】石榴多子，子肉透明，味有甘酸兩種，微澁。入胃，能止胃中酵素過量的醱酵。入腸，能收斂腸黏膜，使腸分泌減少。石榴皮及根，入藥，用作收斂及殺蟲藥。

六、山查

【品名】本品味似「楂子」，所以叫「山楂」。後人簡寫「山查」。產山東青州、安東等處，以青州出的頂好。

【形性】山查，屬薔薇科。是落葉灌木。九月果實成熟，作球圓形。直徑長約三公分。皮作暗紅黃色。味酸。性冷。功能破氣，散瘀，消肉積，化痰涎。

【成分】蛋白質〇・七，脂肪〇・二，醣二一・一，無機鹽〇・八，粗纖維一・九，水七五・三。本品百分中含鈣〇・四〇〇，燐〇・〇四〇，鐵〇・〇三一〇。本品每百公分，能生熱量八九卡。

【應用】山查味酸，可以生吃。凡脾弱食物不化，胸腹脹悶的人，每飯後吃山查二三枚，可以幫助消化。煮老雞老肉不爛，可投山查數個同煮，容易熟爛。本品可作收斂藥、止血藥、魚類中毒的解毒藥、漆瘡的鎮癢藥。

【禁忌】凡脾虛惡食，胃弱無積的，都不能吃山查。

七、橘

【品名】橘的種類很多。福建出的，叫「福橘」；黃巖出的，叫「蜜橘」；廣東汕頭出的叫

「汕頭蜜橘」；暹羅出的叫「暹羅蜜橘」。

【形性】橘，屬芸香科。是常綠灌木。初冬結實，扁圓形，大小不一。生時色綠，熟變紅色或黃色。皮薄而光滑易剝。皮中有瓣，瓣中有肉和核。味甘而酸。性溫。功能潤肺通絡，消食醒酒。

【成分】福橘：蛋白質〇・六，脂肪〇・四，醣一一・六，無機鹽〇・四，粗纖維〇・四，水八六・六。本品每百公分，能生熱量五二卡。蜜橘：蛋白質〇・九，脂肪〇・一，醣一一・九，無機鹽〇・四，粗纖維〇・二，水八六・五。本品每百公分，能生熱量四五卡。汕頭蜜橘：蛋白質〇・六，脂肪〇・二，醣九・二，無機鹽〇・五，粗纖維〇・三，水八九・二。本品每百公分，能生熱量四一卡。暹羅蜜橘：蛋白質〇・四，脂肪〇・六，醣八・四，無機鹽〇・五，粗纖維〇・七，水八九・四。本品每百公分，能生熱量四一卡。

【應用】橘味甘甜，可以潤肺；飯後進食，有益胃腸。酸橘不可多吃；否則，生痰聚飲。蜜糖製成的橘餅，味甘。性溫。功能利中開膈，溫肺散寒，治嗽化痰，醒酒消食。橘紅、橘絡、橘核、橘皮，都可以作藥。

八、橙

【品名】橙，種類很多，以廣東新會縣出的頂好。

【形性】橙，屬芸香科。是常綠灌木。果實經霜成熟，球圓形，直徑長約六七公分。皮色正黃，粗而易剝，香氣很烈。瓤味酸。性寒。功能行風氣，止惡心，去胃中浮氣。療瘿氣、瘰癧。

【成分】蛋白質〇・六，脂肪〇・一，醣八・八，無機鹽〇・三，粗纖維〇・三，水八九・九。本品百分中含鈣〇・〇二六〇，燐〇・〇一五〇，鐵〇・〇〇〇二。又本品每百公分，能生熱量三九卡。

【應用】新會橙，味甘而酸，可以生吃。多吃傷肝氣，發虛熱。橙皮、橙子，都可以供藥用。

九、柚

【品名】柚，又叫「文旦」。閩廣等地，都有出產。

【形性】柚，屬芸香科。是常綠喬木。實扁圓形，直徑長約一・六公寸。果皮鮮黃色，有特殊的香味，皮厚而不易剝開。果肉成瓤。味酸。性寒。功能消食，解酒毒。

【成分】蛋白質〇・八，醣一〇・二，無機鹽〇・三，粗纖維〇・四，水八八・三。本品每百公分，能生熱量四四卡。

【應用】柚瓤味甘而酸，可以生吃。也可以供藥用，治腸胃中惡氣，療孕婦納呆。他的花、葉、皮，都供藥用。

一〇、金橘

【品名】本品熟時，皮色金黃，所以叫「金橘」；也叫「金柑」。我國贛浙川廣等省，都有出產。

【形性】金橘，屬芸香科。是常綠灌木。冬月果實成熟，球形，帶黃色。直徑長約二公分。味酸甘。性溫。功能下氣，快膈，止渴，解酲。

【成分】蛋白質〇・六，脂肪〇・二，醣一〇・九，無機鹽〇・四，粗纖維〇・四，水八七・五。本品每百公分，能生熱量三二卡。

【應用】金橘，瓤多味酸，皮却甘美芳香，生食蜜漬，都很好吃。金橘和糖製成的餅，叫「金橘餅」；也叫「金橘脯」。形如小錢，明如琥珀，以福建莆田縣出的頂好。味甘。性溫。功能消食下氣，開膈醒酒。

一一、檸檬

【品名】檸檬，原產印度。現在我國暖地，也有出產。

【形性】檸檬，屬芸香科。是常綠灌木。果實長圓形，長約七八公分。皮色淡黃，有芳香氣。果肉黃白色，也有香氣。味酸。性溫。功能開胃消食，止渴解暑。

【成分】蛋白質一．〇，脂肪〇．七，醣八．五，無機鹽〇．五，水八九．三。本品百分中含鈣〇．〇二四〇，燐〇．〇一八〇，鐵〇．〇〇二八。又本品每百公分，能生熱量四四卡。

【應用】檸檬，含枸櫞酸很多，榨汁和糖，開水冲服，味很甘美。夏天用作飲料，或作清涼劑，都很相宜。

一二、海棠

【品名】海棠，又叫「海棠果」。各地都有。

【形性】海棠，屬薔薇科。是落葉喬木。秋結仁果，球圓形，直徑長約三公分。生時綠色，熟時半紅半黃，味酸甘，性溫。功能生津止渴。

【成分】蛋白質〇・一，脂肪〇・一，醣一四・六，無機鹽〇・四，粗纖維一・一，水八三・七。本品每百公分，能生熱量六〇卡。

【應用】海棠，味甘微酸，可以生吃，也可以做蜜餞，久藏不壞。

第三節 核果類

一、桃

【品名】桃是木本，結子繁多，所以果實從「木」「兆」，叫做「桃」。本品各地都有出產，種類很多。

【形性】桃，屬薔薇科。是落葉喬木。果實夏季成熟，也有秋季成熟的。桃的大小，隨着種類不同。味辛酸而甘。性熱，微毒。

【成分】蛋白質〇・七，脂肪〇・一，醣五・八，無機鹽〇・四，粗纖維三・六，水八九・四。本品百分中含鈣〇・〇〇七八，燐〇・〇二〇〇，鐵〇・〇〇一二。又本品每百公分，能生熱量二七卡。

【應用】桃子，可以生吃，也可以作脯。多吃桃子，令人有熱而膨脹。桃仁可以作藥。桃和鼈肉同吃，易患心痛。

二、梅

【品名】梅子生時色青，叫「青梅」；梅子熟時色黃，叫「黃熟梅」。

【形性】梅，屬薔薇科。是落葉喬木。夏季結實，叫「梅子」。球形。直徑長約三四公分。色翠綠，肉質鬆脆；熟時色呈杏黃，稍帶紅色，多液沒渣。味酸。性平。功能生津開胃。

【成分】生梅子：蛋白質〇・九，醣一八・九，無機鹽〇・六，水七九・六。本品每百公分，能生熱量七九卡。鹽酸梅：蛋白質三・四，脂肪〇・六，醣五六・三，無機鹽五・三，粗纖維六・三，水二八・一。本品每百公分，能生熱量二四四卡。

【應用】生梅子、熟梅子，都可以吃。鹽醃的梅子，叫「酸梅」；糖漬的梅子，叫「糖青梅」；熏黑的梅子，叫「烏梅」。酸梅、烏梅，既可以吃，又可以充作藥用。「梅花」、「梅葉」、「梅仁」，也可以作藥。

【禁忌】不吃梅子，損齒傷筋，蝕脾傷胃，令人發膈上痰熱。服黃精的人，不能吃梅子。

三、杏

【品名】杏。南北各地，都有出產。

【形性】杏，屬薔薇科。是落葉喬木。夏季結核果，圓球形。直徑長約四五公分。生綠熟黃。果肉和核，容易分離。味酸。性熱，有小毒。功能止渴，去熱毒。

【成分】鮮杏：蛋白質一・二，醣一一・一，無機鹽○・八，粗纖維一・九，水八五・○。本品百分中含鈣○・○二六○，燐○・○二四○，鐵○・○○○八。又本品每百公分，能生熱量四九卡。杏乾：蛋白質二・八，脂肪○・三，醣五九・三，無機鹽三・一，粗纖維六・二，水二八・三。本品每百公分，能生熱量二五一卡。杏脯：蛋白質○・九，脂肪○・一，醣五三・三，無機鹽一・○，粗纖維二・一，水三二・六。本品百分中含鈣○・○五八○，燐○・○三二○，鐵○・○○五八。又本品每百公分，能生熱量二一八卡。

【應用】杏兒可以生吃；也可以曬乾，做成杏乾；或用糖漬，做成杏脯。杏乾、杏脯，都可供食。杏仁、杏花、杏葉，都可作藥。

【禁忌】多吃杏兒，易傷筋骨；生痰熱，昏精神。產婦尤宜忌食。

四、李

【品名】本品是木本，結子又多，所以從「木」和「子」，合成「李」。北人叫「李子」；南人叫「嘉慶子」。

【形性】李，屬薔薇科。是落葉亞喬木。又結核果，球形，直徑長約三四公分，皮是赤色，有光澤。味苦酸。性微溫。功能去熱調中。

【成分】蛋白質一．○，醣二○．一，無機鹽○．五，水七八．四。本品百分中含鈣○．○二○，磷○．○三二○，鐵○．○○○五。又本品每百公分，能生熱量八四卡。

【應用】李子成熟多汁，味甜微酸，可以生吃。李葉、李根、李仁、都可以作藥。

【禁忌】李子不能多吃；否則令人發虛熱痰瘧。又不可和雀肉同吃。

五、櫻桃

【品名】本品果實，形如瓔珠，所以叫「櫻桃」。

【形性】櫻桃，屬薔薇科。是落葉喬木。初夏結小實如球，直徑長約一．五公分。熟時鮮紅。味甘。性熱而濇。功能調中益脾。

【成分】蛋白質一．〇，脂肪〇．八，醣一六．五，無機鹽〇．六，粗纖維〇．二，水八〇．九。本品每百公分，能生熱量七七卡。

【應用】櫻桃味甜而酸，可以生吃。櫻桃收貯磁瓶封口，放在涼處，熟爛成水，澄清飲用。味甘辛熱，能治凍瘡和痧發不出。

【禁忌】櫻桃多吃，傷筋骨，敗氣血。有寒熱病人，也不能吃。

六、楊梅

【品名】本品形似水楊子，味酸似梅，所以叫「楊梅」。我國暖地，都有出產。

【形性】楊梅，屬楊梅科。是常綠亞喬木。秋結核果，球圓形，直徑長約三公分。有紅紫白三色。外沒果皮，有無數乳頭突起的果肉，生在核上。味酸甘。性溫。功能去痰止嘔，消食下酒，滌腸胃，除惡氣。

【成分】蛋白質一．〇，脂肪〇．五，醣六．一，無機鹽〇．五，粗纖維一．五，水九〇．

四。本品每百公分，能生熱量三三卡。

【應用】楊梅，紅的比白的好；紫的比紅的好。酒浸糖收。鹽藏蜜餞，作脯作乾，都可供食，味很甘美。楊梅釀酒，叫「梅香酒」，味美珍貴。

【禁忌】楊梅多吃發熱，損齒，傷筋。又本品忌和生葱同吃。

七、大棗

【品名】「大棗」，又叫「紅棗」。紅棗，山東武定利津一帶，出產頂多。南棗產安徽省。

【形性】大棗，屬鼠李科。是落葉喬木。夏結核果，橢圓形，赤褐色而有光澤。長約三公分至五公分。外皮厚，肉層作髓狀，呈黃白色。中有褐色扁卵圓形的核。味甘。性平。功能補脾胃，治瀉痢，調營衛，療寒熱。

【成分】乾紅棗：蛋白質二·八，脂肪〇·三，醣六〇·八，無機鹽一·二，粗纖維二·六，水三二·三。本品百分中含鈣〇·〇六一〇，燐〇·〇五五〇，鐵〇·〇〇一六。又本品每百公分，能生熱量二五七卡。鮮紅棗：蛋白質一·二，脂肪〇·二，醣二三·八，無機鹽〇·四，粗纖維一·六，水七二·八。本品每百公分，能生熱量一〇二卡。南棗：蛋質白七．一，脂肪〇．九，醣六七．五，無機鹽二．九，粗纖維六．六，水一五．〇。本品每百公分，能生熱量三〇七卡。金絲蜜棗：蛋白質一．三，脂肪〇．一，醣七七．一，無機鹽〇．七，粗纖維二．二，水一八．六。本品每百公分，能生熱量三一五卡。

【應用】大棗味甜，可以生食。曬乾，蜜餞，味更甘美。棗入胃後，和胃酸起作用，變成有效的糖素。入腸吸收達血中，增加血的氧化力，又能促進細胞的繁殖力。常用作緩和強壯藥。可以安中益氣，養脾平胃，通利九竅，堅志强力，除煩去悶。

【禁忌】大棗和葱同食，令人五臟不和。與魚肉同吃，令人腰腹疼痛。

八、橄欖

【品名】橄欖色青，又叫「青果」。我國閩廣等省，和熱帶地方，都有出產。

【形性】橄欖，屬橄欖科。是落葉喬木。五六月結堅硬的肉果，紡錘形，長約三公分。綠色，中有六稜紡錘狀的核；核有三房，房各有細長的仁，叫「欖仁」。味酸甘。性溫。功能生津止渴，清咽解毒，化痰除煩，涼膽息驚。

【成分】鮮橄欖：蛋白質一．〇，脂肪〇．六，醣一一．七，無機鹽一．〇，粗纖維三．二，水八二・五。本品每百公分，能生熱量五六卡。鹽橄欖：蛋白質一・九，脂肪三・六，醣二一・〇，無機鹽二〇・五，粗纖維六・五，水四六・五。本品每百公分，能生熱量一二四卡。

【應用】橄欖，有「綠欖」，「白欖」，「青欖」，「烏欖」數種。橄欖生吃，先澀後甜，是清解食品。鹽醃蜜餞，可以久藏不壞。小而清香的好；大而酸澀的，不可食。橄欖兩頭的尖端，性熱，吃的時候，應該切去。又市上發賣的，因為要保護青的顏色，所以大都用礬水浸過。礬水性澀燥烈，不但沒有益處，並且大有害處。凡是色黃而有黑點的，日期已久，早經礬水浸過，不可以吃。就是青的，也應該用水洗淨，才免危險。橄欖除食用外，可作緩和滋養藥，又可以解酒毒、魚骨毒。

第四節 乾果類

一、胡桃

【品名】本品出羌胡，漢時張騫攜回種植，果形如桃，所以叫「胡桃」。我國山東青州和關裏等處，都有出產。

【形性】胡桃，屬胡桃科。是落葉喬木。十月核果成熟，去綠色外皮，有淡褐色的核，卵圓形，厚而堅硬，核殼外面凹凸不平。直徑長約三四公分，就是胡桃。殼中有仁，色白。味甘。性平而濇。功能補肝腎，煖腰膝。

【成分】蛋白質一五・五，脂肪六三・二，醣一〇・四，無機鹽一・五，粗纖維五・九，水三・五。本品每百公分，能生熱量六七二卡。

【應用】胡桃常吃，令人肥健，潤肌，黑鬚髮。多吃利溲去痔。又可作滋養強壯藥，補氣養血，化痰定喘，溫肺潤腸，濇精固腎。

【禁忌】凡肺有痰熱，和陰虛吐衄等症的人，切勿進食。又不能和酒同吃，以免咯血。

二、銀杏

【品名】本品形狀像杏而核色白，所以叫「銀杏」，也叫「白果」。我國各地，都有出產。

【形性】銀杏，屬公孫樹科。是落葉喬木。秋季結實，核作二角或三角形，長約二三公分。中有仁，生時色綠，熟時色黃。味甘苦。性平濇。功能降痰解酒，斂肺定喘，濇帶止濁，消毒殺蟲。

【成分】蛋白質一三·四，脂肪三·〇，醣七一·二，無機鹽二·八，粗纖維〇·五，水九·一。本品每百公分，能生熱量三六五卡。

【應用】銀杏煮熟或炒熟，都可以吃。多食昏悶飽脹。又生的可作祛痰藥，熟的可作滋養強壯藥。

三、栗子

【品名】栗子，各處都有。以兗州、宣州、良鄉出產的，味甜頂好。

【形性】栗，屬殼斗科。是落葉喬木。果實是堅果，外有毬狀的殼斗。栗的殼斗外邊有刺，熟時裂開，散出種子，就是栗子。味鹹。性溫。功能補腎氣，厚腸胃。

【成分】蛋白質五·七，脂肪二·〇，醣六二·〇，無機鹽一·三，粗纖維一·六，水二七·四。本品每百公分，能生熱量二八九卡。

【應用】風乾栗子，味兒很甜，可以生吃。煮熟或炒熟，都可供食，令人耐飢。又可作滋養劑。凡人胃氣虧損，腰脚軟弱，腸鳴泄瀉，吃風乾生栗，治無不效。

【禁忌】凡脾虛消化不良，溼熱困中的人，忌食栗子。

四、松子仁

【品名】海松子的仁，簡稱「松子仁」。又叫「海松實」。產關東及河北等處。

【形性】松，屬松杉科。是常綠喬木。果實球形，很大。各鱗片中有子兩個。長約一．五公分，有三稜，一頭圓，一頭略尖。殼裏有仁，色白。十分香美，就是「松子仁」。味甘。性小溫。功能潤肺補氣，溫胃通腸。

【成分】蛋白質一六．七，脂肪六三．五，醣九．八，無機鹽二．七，粗纖維四．六，水二．七。本品每百公分，能生熱量六七八卡。

【應用】松子仁，可以生吃，味甘香美。可以潤皮膚，肥五臟。也可作潤燥鎮咳藥；又可以做祛風頑痺藥。

五、榧子

【品名】榧樹的子實，簡稱「榧子」。各地山野，都有出產。

【形性】榧，屬松柏科。是常綠喬木。榧子如核果，秋末成熟，作橢圓形，長約三四公分。核殼淡褐色，仁黃白色。味甘。性平而澀。功能清燥潤肺，止嗽助陽，殺蟲化積，療痔止渴。

【成分】蛋白質一〇·〇，脂肪四七·八，醣一三·二，無機鹽二·六，粗纖維一一·四；水五·〇。本品每百公分，能生熱量五六三卡。

【應用】榧子炒熟，香酥甘美，味很可口。常吃可以治五痔，殺三蟲。

六、榛子

【品名】本品產關中秦地，所以叫「榛子」。

【形性】榛，屬樺木科。是落葉灌木。秋季堅果成熟，長約二公分。外殼堅厚，形圓而尖，下有殼斗，包被果實，實中子仁，色白。味甘。性平。功能益氣力，實腸胃。

【成分】蛋白質一六·二，脂肪五〇·六，醣一六·五，無機鹽三·五，粗纖維七·一，水六·一。本品每百公分，能生熱量五八六卡。

【應用】榛子，可以生食，也可以煮食。能調中開胃。

七、龍眼

【品名】果實精圓，好像龍的眼睛，所以叫「龍眼」。又叫「桂圓」。我國廣東、廣西、福建寧省，都有出產。大的叫「虎眼」；小的叫「人眼」；中的叫「龍眼」。去殼和核的，叫「桂圓肉」。

【形性】龍眼，屬無患樹科。是熱帶的常綠喬木。果實球圓形，文作鱗甲，青黃色。直徑長約二三公分。殼內有白色的果肉，又有漿液。晒乾，果肉變黑褐色。味甘。性平。功能開胃益脾，保血補虛，養心長智。

【成分】蛋白質五·六，脂肪〇·二，醣七三·二，無機鹽三·〇，粗纖維一·八，水一六·二。本品每百公分，能生熱量三一七卡。

【應用】鮮龍眼，肉白汁多，味甜如蜜。乾龍眼，肉色黑，味更甜。入胃和胃酸化合，變為消化蛋白和澱粉的酵素。入小腸，由腸壁吸收而達血中，能增加血液的熱量。本品可作緩和滋養藥，專治神經衰弱和貧血症。

八、荔枝

【品名】本品實結枝上，不易摘取，所以叫「離枝」。後世改作「荔枝」。廣東出產很多。

【形性】荔枝，屬無患樹科。是常綠喬木。初夏結實，茶褐色，球圓形，直徑長約三公分。

外邊有鱗形皺襞的皮殼，裏頭有白色的果肉和紫褐色的核。味甘。性溫。功能養血，止煩渴，消腫，發痘瘡。

【成分】鮮荔枝：蛋白質〇・七，脂肪〇・六，醣一三・三，無機鹽〇・四，粗纖維〇・二，水八四・八。本品每百公分，能生熱量六一卡。乾荔枝：蛋白質四・五，脂肪〇・三，醣五六・四，無機鹽二・〇，粗纖維二・八，水三四・〇。本品每百公分，能生熱量二四六卡。

【應用】鮮荔枝，肉厚汁多。味甜如蜜。乾荔枝肉轉黃褐色，味甜微酸，都可供食。能通神益智，填精充液，是果中美品。多吃發熱，動血損齒。凡陰虛火旺的人，不宜多吃。

九、杏仁

【品名】杏的核仁，簡稱「杏仁」。

【形性】杏仁，扁平而作心臟形，長約一・四公分，闊約一・二公分。仁皮分內外二層。外層紅褐色，有皺紋；內層白色。杏仁色白。味苦。性溫，冷利，有小毒。功能瀉肺解肌，下氣潤燥，消食散滯，除邪清熱。

【成分】蛋白質二四·九，脂肪四九·六，醣八·五，無機鹽二·四，粗纖維八·八，水五·八。本品每百公分，能生熱量五八〇卡。

【應用】杏仁味苦而有香氣，可以炒食。入胃和胃酸化合而成青酸。入腸吸入血中。能抑制組織中的氧化機能；同時刺戟大腦神經，麻醉全身。肺臟神經，也受麻醉，制止咳喘。常用作鎮咳止喘祛痰藥。治療細枝氣管炎，慢性氣枝管炎等症。又能作潤下劑。

【禁忌】虛而無感邪咳嗽的，禁用。惡黃芩、黃耆、葛根。

一〇、落花生

【品名】本品花落垂下，入土結實，所以叫「落花生」。原產南美熱帶。現在我國各省都有出產。閩省與化出的叫「黃土」，味甘而粒滿，全國第一。江浙出的叫「白土」，味澀而粒細，比較次一點兒。

【形性】落花生，屬荳科。是一年生蔓草。夏秋開花，花受精後，花托伸長垂下，入土五六公分，子房成熟。結成繭狀莢果，就是落花生。莢長約三四公分。外有紋理，黃白色。中藏種子一顆至四顆。種子色白，有淡紅色的薄膜。味甘。性辛。功能悅脾利胃，潤肺化痰。

【成分】落花生：蛋白質二五・八，脂肪三八・六，醣二一・九，無機鹽二・〇，粗纖維二・五，水九・二。本品每百公分，能生熱量五三八卡。花生米：蛋白質二六・七，脂肪四五・二，醣二〇・〇，無機鹽三・一，粗纖維二・八，水二・二。本品百分中含鈣〇・〇七一〇，燐〇・三九九〇，鐵〇・〇〇二〇。本品每百公分，能生熱量五九四卡。

【應用】落花生，肥白香甜的好。炒食甘溫養胃，調氣耐饑，滋養身體，是乾果中的佳品。又可榨油，叫「花生油」。

【禁忌】落花生，性能動火生痰，不宜多吃。又本品切勿和黃瓜同吃，吃了易病。

一一、蓮子

【品名】花和果實，相連生出，所以叫「蓮」。蓮的子，簡稱「蓮子」。福建產的，「叫建蓮」，頂有名。湖南湘潭出的，叫「湘蓮」，比較次一點兒。

【形性】蓮子，橢圓形，長約二公分，皮呈綠色。蓮肉嫩時白色，柔軟而味甜。老變淡黃色而堅硬。中有苦味的青芽。味甘，性平而濇。功能補心益脾，治泄固精。

【成分】鮮蓮子：蛋白質三・三，脂肪〇・四，醣六・二，無機鹽〇・八，粗纖維〇・七，水八八・六。本品每百公分，能生熱量四二卡。乾蓮子：蛋白質一五・九，脂肪二・八，醣七〇・三，無機鹽三・九，粗纖維二・六，水四・七。本品每百公分，能生熱量三六九卡。糖蓮子：蛋白質五・六，脂肪〇・八，醣六八・八，無機鹽〇・九，粗纖維〇・八，水二三・一。本品每百公分，能生熱量三〇五卡。

【應用】鮮蓮子生的或煮熟，都可以吃，清心養胃。乾蓮子可以煮爛作點、也可以磨粉作糕，健脾益腎，確有奇效。本品除食用外，兼作強壯滋養藥。

【禁忌】凡大便燥結的，忌食。

一二、芡實

【品名】芡實，又叫「雞頭」。各地池澤水中，都有出產。

【形性】芡實，屬睡蓮科。是多年生草本。秋結球果，果肉中包藏七八顆至一二十顆的圓形種子。種子外皮是淡紅色或紅黑色，直徑長約一公分，中有白色的仁，就是「芡實」。味甘。性平而濇。功能補脾治帶濁、益腎攝遺滑。

【成分】鮮芡實：蛋白質四・六，脂肪〇・二，醣三三・二，無機鹽〇・五，粗纖維〇・四，水六一・一。本品每百公分，能生熱量一五三卡。蛋白質一一・八，脂肪〇・二，醣七五・四，無機鹽一・二，粗纖維〇・四，水一一・〇。本品每百公分，能生熱量三五一卡。

【應用】鮮芡實去殼煮食，補氣益腎。乾芡實煮熟，或磨粉作糕，固精利溼。又可作强壯滋養藥。治二便不利，强腰膝，止崩淋帶濁。

【禁忌】本品多吃不易消化。大小便不利的禁用。

一三、西瓜子

【品名】西瓜的種子，簡稱「西瓜子」。

【形性】西瓜子或黑或白，或紅或黃，作扁平卵圓形，一頭較尖。長約一・〇至一・五公分。味甘。性寒。生用功能化痰滌垢，下氣清營。

【成分】蛋白質三〇・八，脂肪四四・七，醣五・七，無機鹽四・七，粗纖維三・八，水一〇・三。本品每百公分，能生熱量五四八卡。

【應用】西瓜子，以殼薄肉厚的為佳。帶殼炒熟，肉脆味香，用以佐酒，是雅俗共賞的食品。也可以作藥，治腹內結聚，破潰膿血等症。

一四、南瓜子

【品名】南瓜的種子，簡稱「南瓜子」；也叫「白瓜子」。

【形性】南瓜子橙黃色，扁橢圓形。長約一・五至二公分。殼薄仁厚。味甘。性平。功能補中健胃，潤肺益氣。

【成分】蛋白質三六・〇，脂肪三二・六，醣二四・〇，無機鹽四・五，粗纖維二・四，水〇・五。本品每百公分，能生熱量五三三卡。

【應用】南瓜子炒熟香脆，可以供食。

一五、葵瓜子

【品名】向日葵的種子，簡稱「葵瓜子」。我國各地，都有出產。

【形性】向日葵，屬菊科。一年生草本。秋季開頭狀花，花謝結實，就是「葵瓜子」。色白而有黑色縱紋。長約一・五公分。一端圓形，一端稍尖。味甘。性溫。功能潤燥開竅，通營活衛，疎腸利便，去濕消腫。

【成分】蛋白質二三・一，脂肪五一・一，醣九・六，無機鹽三・八，粗纖維四・六，水七・八。本品每百公分，能生熱量五九一卡。

【應用】葵瓜子炒熟，殼薄肉厚，香脆可口。我們向來不知他的性質，大都鄙視不食。民國二十二年七月，我在上海，著文介紹，引起社會人士的注意和同情，才得登大雅之堂，雅俗共賞！

第四章　藻菌類

第一節　海藻類

一、昆布

【品名】本品形長，略似布疋，所以叫「昆布」。我國閩廣海中，出產很多。

【形性】昆布，屬昆布科。全體柔韌，下有葉柄和假根。葉體的形狀不一，隨種類不同。長約一二公尺至數十公尺；闊約一公寸至五六公寸。質類而黏滑，中含葉綠素，外含褐色素。褐色素容易溶解，所以煑熟的昆布，常呈綠色。味鹹。性寒微滑。功能消瘦瘤水腫，破積聚痰結。

【成分】蛋白質九・〇，脂肪〇・二，醣五七・五，無機鹽一四・〇，粗纖維六・七，水一二・六。又本品百分中含鈣三・三二〇〇，鐵〇・〇八六〇，碘〇・二三〇〇。又本品每百公分，能生熱量二六八卡。

【應用】昆布煑熟，可以作菜。本品入胃，析出碘質的一部分，變成碘化物；入腸吸入血中，能撲滅血中的病原菌，和腐敗質。又能促進細胞的新陳代謝；並且可以使黏膜的滲透液重行吸收，所以有退炎的功效，常用作頓堅藥。又治淋巴腺炎、肋膜炎、初期徽毒等症。

【禁忌】凡脾胃虛寒的人，不可多吃。

二、海藻

【品名】海藻，是藻類的總稱。普通以「馬尾藻」，作為「海藻」的總代表。馬尾藻產於我國廣東新安、汕尾一帶的海中。

【形性】馬尾藻，屬馬尾藻科。長約一公尺至二公尺。莖細而分岐，互生狹長葉，邊緣有淺缺刻。葉腋有黑色的球形氣泡，壓破有聲。莖葉鮮時，是黑色，溫水一泡，立刻變綠。味苦而鹹。性寒。功能瀉熱，散結，化痰涎，消瘿瘤。

【成分】蛋白質四·二，脂肪〇·八，醣五六·九，無機鹽一六·七，粗纖維一〇·一，水一一·三。本品百分中含鈣七·二七〇〇，鐵〇·〇九二〇。又本品每百公分，能生熱量二五二卡。

【應用】海藻煮熟，可以作菜；並且可以作軟堅藥，治一切瘰癧、癥瘕、疝氣、痰飲等症。又可作利尿藥，通利小便，消水腫。

【禁忌】凡脾胃虛寒而有溼滯的，禁用。又本品反甘草。

三、海帶

【品名】本品生在海中，柔韌如帶，所以叫「海帶」。

【形性】海帶，屬褐色藻類昆布屬。葉體短小而扁平，形長如帶。長約一公尺，闊約三公寸。味鹹。性寒。功能催生，治水病，瘿瘤等症。

【成分】蛋白質八・〇，脂肪〇・一，醣五五・四，無機鹽一二・五，粗纖維九・五，水一四・五。本品百分中含鈣二・二五〇〇，鐵〇・一五〇〇。又本品每百公分，能生熱量二五五卡。

【應用】海帶煮熟切絲，叫「海帶絲」，用糖醋醬油拌食，別有風味。

四、紫菜

【品名】本品色紫，可以作菜，所以叫「紫菜」。我國閩浙海中，出產很多。

【形性】紫菜，是紅藻類的一種。全體扁平，呈廣披針形，或長橢圓形。葉緣稍有分歧。有紅紫、綠紫、黑紫等色。長約五六公分，闊約二三公分。味甘。性寒。功能消積聚，拔瘰瘤等症。

【成分】蛋白質二七・二，脂肪〇・二，醣四五・九，無機鹽七・六，粗纖維四・七，水一四・四。本品百分中含鈣〇・三三〇〇，燐〇・四四〇〇，鐵〇・〇三二〇。又本品每百公分，能生熱量二九四卡。

【應用】紫菜加醬油等和味料，用開水一冲，可以作湯菜。又可作軟堅藥。

五、髮菜

【品名】本品細長像髮，所以叫「髮菜」。閩廣一帶海中，出產很多。

【形性】髮菜，屬紅色藻類江蘺科。細圓柱形，有枝很多；暗紅色。長約一公尺餘。味甘。性寒。

【成分】蛋白質二〇・三，醣五六・四，無機鹽五・六，粗纖維三・九，水一三・八。本品百分中含鈣二・五六〇〇，鐵〇・二〇〇〇。又本品每百公分，能生熱卅三〇七卡。

【應用】髮菜可以作菜，又可以做糊料。

六、石花菜

【品名】石花菜，生海中砂石上。閩浙一帶海中，都有出產。

【形性】石花菜，是紅色藻類。紫紅色，纖細分歧，好像珊瑚。高約一二公寸。味甘鹹。性大寒而滑。功能去上焦浮熱，發下部虛寒。

【成分】蛋白質一・〇，醣七三・四，無機鹽三・二，水二二・四。本品每百公分，能生熱量二九八卡。

【應用】石花菜，可作醬菜供食，味很甘美。冬令煮化，凝結成膠，叫做「凍瓊脂」，切成細條，就是「洋菜」。可以加和味料拌和作菜。又可以做「洋粉」，消暑清熱，是夏季的清涼食品。

第二節 菌蕈類

一、白木耳

【品名】本品寄生木上，色白，形似人耳，所以叫「白木耳」。又叫「銀耳」。產於四川、貴州一帶，以四川重慶、太平等處所產的為佳。

【形性】白木耳，屬擔子胞菌類膠菌科。形似雞冠，大約二三公分至一公寸。鮮時觸手有白色膠質；乾了，變成淡黃色的角質。他的漲縮力很大，用水發開，能夠放大二十五倍。味甘。性平。功能潤肺止津，滋陰養胃，益氣和血，補腦强心。

【成分】蛋白質六・八、脂肪〇・五，醣七二・五，無機鹽四・八，粗纖維二・六，水一二

・八。本品每百公分，能生熱量三二二卡。

【應用】白木耳用水發開，挑去砂粒根脚，文火燉煮兩小時左右可食，或鹹或甜，味很可口，是滋養清補的妙品。能清肺熱，養胃陰，濟腎燥。凡肺癆咳嗽，和月經不調，大便祕結的人，都可以常吃。但是風寒犯肺，溼熱釀痰咳嗽，都不能吃白木耳。

二、黑木耳

【品名】本品色黑，寄生木上，形像人耳，所以叫「黑木耳」，簡稱「木耳」。

【形性】黑木耳，屬擔子菌類。寄生桑、柳、槐等樹上，大約三四公分至一公方寸。形似人耳。外面淡褐色，裏面暗褐色而平滑。味甘。性平，有小毒。功能益氣不飢，輕身強志，活血消痔。

【成分】蛋白質一〇・四，脂肪〇・二，醣六四・五，無機鹽五・七，粗纖維六・九，水一二・三。本品每百公分，能生熱量三〇一卡。

【應用】木耳可以作菜，葷素皆宜。木耳又可作藥，治痔瘡，痔漏，崩淋，血痢等症。

三、香草

【品名】本品味香，所以叫「香蕈」。香蕈有自寄生於枯樹上的，也有人工栽培的。我國各省，都有出產。

【形性】香蕈，屬擔子菌類帽菌族。香蕈有褐色的笠，笠的下面有襞積；下連蕈柄，肌理玉潔，芳香雋永。種類很多，品質不一。味甘。性平。功能益氣不飢、治風破血。

【成分】蛋白質一四．四，脂肪二．〇，醣五九．二，無機鹽五．四，粗纖維八．六，水一〇．四。本品每百公分，能生熱量三一二卡。

【應用】香蕈是素菜中的佳品，以肉厚氣香的為良。清燉、油炒，味很鮮美。又可作藥，治小便不禁。性能動風，產後病後，都要忌食。

四、冬菇

【品名】本品冬初出新，所以叫「冬菇」。

【形性】冬菇，形似香蕈，是擔子菌類帽菌族。冬菇笠圓邊包而較，肉厚而香。味甘。性平。功能益氣開胃。

【成分】蛋白質一六．二，醣六二．〇，無機鹽三．六，粗纖維七．四，水一〇．八。

本品百公分中含鈣〇・〇七六〇，燐〇・一八〇〇，鐵〇・〇〇八九。又本品每百公分，能生熱量三一三卡。

【應用】冬菇，肉厚味鮮，是素食中的佳品。

五、蘑菇

【品名】蘑菇，又叫「蘑菰蕈」。山東、淮北、口外，都有出產。以口外出的最佳，又叫「口蘑」。

【形性】蘑菇是擔子菌類傘菌族的一種。笠小，柄大，色白，柔軟中空，好像沒開的小玉簪花。味甘。性寒。功能益腸開胃，化痰理氣。

【成分】鮮蘑菇：蛋白質三・二，脂肪〇・二，醣二・九，無機鹽〇・六，粗纖維〇・七，水九二・四。本品百分中含鈣〇・〇〇八四，燐〇・〇六六〇，鐵〇・〇〇一三。又本品每百公分，能生熱量二六卡。乾蘑菇：蛋白質三八・〇，脂肪一・五，醣二四・五，無機鹽一七・三，粗纖維七・四，水一一・三。本品百分中含鈣〇・一〇〇〇，燐一・六二〇〇，鐵〇・〇三二〇。又本品每百公分，能生熱量二六四卡。

【應用】鮮磨菇，肉嫩味鮮；乾蘑菇，氣香味美，都可作菜、葷素咸宜。鮮美如雞，所以又叫「雞腿菰」。多吃發風動氣，病人忌食。

六、葛仙米

【品名】本品從前葛洪隱居的時候，以本品充糧作米，所以叫「葛仙米」。

【形性】葛仙米，是石耳屬的一種。形似木耳，紫綠色。曬乾，粒圓如黍。味甘。性寒。功能利胃開膈，解熱清神，去痰降火。

【成分】蛋白質一八・五，脂肪〇・一，醣五八・三，無機鹽一三・七，粗纖維一・〇，水八・四。本品每百公分，能生熱量三〇八卡。

【應用】葛仙米煮熟作羹，氣香味美。採麴釀酒，氣很芳香。

第五章 五味類

第一章 興奮類

一、茶葉

【品名】茶葉，原名「茗」。種類很多，以產地、栽培、採取、製法的不同，有各種名稱。普通分「綠茶」、「紅茶」兩種。

【形性】茶，屬山茶科。是常綠小灌木。茶樹高約二公尺，葉作長橢圓形，呈深綠色，有光澤，邊緣有細鋸齒。初春生新葉，採取焙乾，就成綠茶。茶葉醱酵，再行焙乾，就成紅茶。味苦而甘。性微寒。功能清熱降火，消食醒睡。

【成分】綠茶：蛋白質三七．四，脂肪五．五，醣八．三，無機鹽五．一，粗纖維二七．七，水一六．○。本品每百公分，能生熱量二三卡。紅茶：蛋白質三八．九，脂肪五．八，醣八．七，無機鹽五．五，粗纖維二五．三，水一五．八。本品每百公分，能生熱量二四三卡。

【應用】茶葉，是咱們日常重要的飲料。茶入胃中，能夠刺戟胃液的分泌，幫助消化；入腸吸入血中，能促進血液的循環，興奮腦神經；所以又可作興奮神經藥、利尿藥。又治疲勞性的精神衰弱症。綠茶含有多量的「單寧酸」；紅茶的含量，比綠茶多兩倍。細菌碰着了單寧酸，立刻吸收結合，停止生活，自成一種新奇的化學殺菌法。霍亂菌和赤痢菌，在綠茶汁中，不到七分鐘，完全死亡；在紅茶汁中，不到五分鐘，完全死亡。所以咱們在夏秋雨季，喝茶防疫，似乎也是一種輕而易舉的辦法！

【禁忌】：茶要喝熱的，喝冷的容易聚痰；多喝茶水，容易失眠；也容易瘦人。又脾胃虛寒的人，以及患水腫瘕疝的病人，都不能喝茶。

二、酒

【品名】酒的種類很多。用米釀成的，叫「米酒」，就是方書中所稱的「無灰酒」。用高粱釀成的，叫「高粱酒」。用葡萄釀成的，叫「葡萄酒」。……。

【形性】酒，是一種黃色澄清的液體。比重〇・九八至〇・九九。加水色淡，比重也高。色澤隨着種類不同。味甘而辛。性大熱，有毒。功能調氣和血，通經活絡。

【成分】福建米酒：酒精三九・五〇，固體物〇・二一，總酸量〇・六六，灰〇・〇一。本品每百公分，能生熱量二七七卡。紹興酒：酒精一一・七〇，固體物三・六，灰〇・四。本品每百公分，能生熱量九五卡。陳釀老酒：酒精一七・二一，固體物三八・一五，總酸量〇・八九，灰〇・三四。本品每百公分，能生熱量二七二卡。高粱酒：酒精三一・五〇，固體物一九・二四，總酸量〇・〇五，灰〇・〇二。本品每百公分，能生熱量二九七卡。山西燒酒：酒精八一・七〇，固體物〇・一三，總酸量〇・〇五，糖〇・五〇。本品每百公分，能生熱量五七二卡。

【應用】酒，是一種嗜好品。少喝，能和血行氣，壯神禦寒，消愁解悶，辟邪逐穢。多喝，要傷神耗血，損胃生痰，動火發怒，助慾爍精。酒供藥用，能夠宣行藥勢，幫助藥力。酒製藥品，經著者臨床實驗，大約三五分鐘，就可以發生效力；所以我國先醫，和東西各國的醫師，藥用藥酊、藥露、藥酒治病。

【禁忌】凡是陰虛火旺，及不是寒滯氣鬱的，禁用。提葛花、赤豆花、綠豆粉、鹽滷，以反各種甜味品。

三、酒糟

【品名】酒的糟粕，簡稱「酒糟」；也叫「香糟」。

【形性】本品是糯、秫、黍、麥等品，釀酒以後剩餘的糟粕。黃褐色，有香氣。味甘。性辛。功能溫中消食，殺腥和臟，潤皮膚，除冷氣。

【成分】蛋白質一六・二，脂肪二・四，醣二四・〇，無機鹽一・七，粗纖維二・七，水五三・〇。本品每百公分，能生熱量一八二卡。

【應用】酒糟，可以糟肉糟魚，增加菜味。

四、酒釀

【品名】醱酵的糯米，就叫「酒釀」。

【形性】糯米蒸熟，加酒母拌勻，放在暖處二三天醱酵，就成酒釀。色白，味甘而辛。性溫。功能行血氣，益髓脈，生津液，發豆瘡。

【成分】蛋白質九・五，脂肪〇・二，醣一〇・三，無機鹽一・一，粗纖維〇・四，水七八・五。本品每百公分，能生熱量八一卡。

【應用】酒釀味甜，可以供食。也可用以浸漬鹽魚，久藏不壞。

五、菸草

【品名】煙草，又名「菸草」。原產南美及西印度諸島。現在我國福建等處，也有出產。

【形性】菸草，屬茄科。是一年生草本。莖圓，高約一二公尺。葉互生，大橢圓形。葉柄很短，包生莖上。葉面黃綠，葉背稍淡，乾變褐色。味辛。性溫，有毒。功能排膿止血，鎮痛殺蟲、透筋利絡，開胃和中。

【成分】菸草約含尼古丁「Nicotine.」百分之二至百分之七。尼古丁，是一種無色有毒的植物鹼，有劇毒，能麻痺神經中樞，發生中毒症狀。

【應用】菸草可以作「香煙」，「雪茄煙」，「水烟」，「旱烟」等，燃點抽吸。煙入肺部，吸入血中，令人興奮，通體爽快；醒能使醉；醉能使醒，飢能使飽，飽能使飢；用以代酒代茶，終身不厭。但是火氣熏灼，耗血損年，發生消化不良，心臟衰弱，以致引起各種嚴重的疾病；甚或遺傳子孫，危害很大！

六、咖啡

【品名】咖啡　是「Coffee」的譯音。原產阿非利加洲；現在熱帶各地，都有種植，大量生產。

【形性】咖啡，屬茜草科。是常綠灌木。結肉質漿果，紅色，大如胡椒，中有種子兩顆，磨成粉末　就是咖啡。味苦微甘。性溫。功能提神醒腦。

【成分】蛋白質一二・六，脂肪一五・六，醣三七・三，無機鹽三・八，粗纖維二〇・〇，水一〇・七。本品每百公分，能生熱量二四〇卡。

【應用】咖啡，有特異的芳香氣，和水煮開，可作飲料。又可以做「咖啡糖」。

七、可可

【品名】可可，是「Cacao」的譯音。原產阿美利加洲；現在熱帶各地，都有栽培，行銷各地。

【形性】可可，屬梧桐科。是常綠喬木。果實長橢圓形，長約一公寸左右。外有肉質的果皮，內含多數的種子，就是可可。味苦微甘。性溫。功能解渴開胃，興奮神經。

【成分】蛋白質二一・六，脂肪二八・九，醣三七・七，無機鹽七・二，水四・六。本品每百公分，能生熱量四九七卡。

【應用】可可磨粉，可做飲料。又可做「諸果力」、「可可糖」等食品。

八、諸果力

【品名】諸果力，是「chocolate」的譯音。

【形性】可可粉加糖和香漿、黃色素，製成諸果力。黃褐色。味甘微苦，性溫。

【成分】蛋白質一二·九，脂肪四八·七，醣三〇·三，無機鹽二·二，水五·九。本品每百公分，能生熱量六二一卡。

【應用】諸果力，可以作各種食品；或溶於開水中，充作飲料。

第二節　辛辣類

一、葱

【品名】本品葉空，有忽通的意思，所以叫「葱」。葱各處都有。根葉細小的，叫「小葱」；根葉粗大的，叫「大葱」。

【形性】葱，屬百合科。是多年生草本。葉中空成管，末端尖而直立，色綠可愛。高約四五公寸。葉沒葉柄，莖短縮，沒入土中，色白，叫「葱白」。味辛。性平。功能發表和裏，通陽活血。

【成分】大葱：蛋白質二·四，脂肪〇·一，醣一〇·四，無機鹽〇·五，粗纖維〇·六，水八六·〇。本品百分中含鈣〇·〇一二〇，燐〇·〇四六〇，鐵〇·〇〇〇六。又本品每百公分，能生熱量五二卡。小葱：蛋白質一·四，脂肪〇·三，醣四·六，無機鹽〇·

八，粗纖維○・九，水九二・○。本品百分中含鈣○・○六三○，燐○・○二八○，鐵○・○○二○。又本品每百公分，能生熱量二七卡。

【應用】大葱的根莖，色白長大，味佳美，是葱中佳品。小葱莖葉細小。葱入胃後，能刺戟胃黏膜，增加胃液的分泌。入腸能刺激腸黏膜，增進吸收作用。同時減少腸分泌，使大便燥結；並可殺滅赤痢菌。入血促進血行，血壓加高。腎臟的血管充血，增進利尿作用。同時促進氣枝管黏膜的分泌，助痰咯出。所以能作發汗、利尿藥，興奮、袪痰藥，殺蟲藥。

【禁忌】吃葱過多，令人神昏，發人虛氣。燒葱和蜜同吃，壅氣殺人。生葱和棗同吃，令人發病。服地黃、常山的人，不能吃葱。生葱不可和鯉魚同食，否則生病。

二、大蒜

【品名】大蒜原出胡地，所以又叫「葫」。現在我國各地，都有出產。

【形性】大蒜，屬百合科。是多年生草本。地下有大鱗莖，就是「大蒜」。色白，六七瓣。有強烈臭氣。葉細長扁平。味辛。性溫，有毒。功能辟穢通竅，消癰腫，治關格及肺結核症。

【成分】蒜頭：蛋白質一・三，脂肪〇・二，醣九・四，無機鹽〇・七，粗纖維一・〇，水八七・四。本品百分中含鈣〇・〇〇四五，燐〇・〇四四〇，鐵〇・〇〇〇四。又本品每百公分，能生熱量四五卡。蒜苗：蛋白質一・二，脂肪〇・三，醣九・七，無機鹽〇・六，粗纖維一・八，水八六・四。本品百分中含鈣〇・〇二二〇，燐〇・〇五三〇，鐵〇・〇〇一二。又本品每百公分，能生熱量四六卡。

【應用】大蒜含有一種揮發性的大蒜油，臭氣很烈。蒜頭蒜苗，都可作菜，也可作調味料。入胃和胃酸化合，刺戟胃黏膜，增加胃液的分泌，幫助消化。入腸促進腸黏膜的吸收作用。所以本品能治一切消化不良性的瀉痢。入血促進血行；同時使氣管枝神經，令氣管枝黏膜增加分泌，助痰咯出。所以本品又可以作鎮咳、祛痰、利尿藥。

【禁忌】大蒜不能多吃，多吃容易生痰動火，散氣耗血，損目昏神。又不可和蜂蜜同吃。

三、芥末

【品名】芥菜子的粉末，簡稱「芥末」。

【形性】芥子，作球圓形，直徑長約〇・一五公分，帶黃褐色或暗褐色。磨成粉末，就是芥末。味辛。性熱。功能治肺寒咳嗽，消癰腫瘀血。

【成分】蛋白質二五・九，脂肪三五・七，醣二二・六，無機鹽四・〇，粗纖維五・一，水六・七。本品每百公分，能生熱量五一五卡。

【應用】芥末含有芥子油，淡黃色，氣味辛辣。芥末可以作調味料；又可以作引赤發泡藥；或作催進消化藥。

四、辣椒

【品名】本品辛辣，所以叫「辣椒」。又叫「蕃椒」、「辣茄」。

【形性】辣椒，屬茄科。是一年生草本。秋初結實，細長形，也有圓形的。長約六七公分。嫩時綠色，熟呈紅色，有光澤。實中大半是空洞，中有無數黃色心臟形的種子。味辛而苦。性大熱。功能溫中散寒，開鬱消食，下氣去痰，除濕殺蟲。

【成分】長辣椒：蛋白質一・八，脂肪〇・二，醣四・三，無機鹽〇・七，粗纖維一・二，水九一・八。本品每百公分，能生熱量二六卡。圓辣椒：蛋白質一・七，脂肪〇・五，醣七・二，無機鹽〇・九，粗纖維二・六，水八七・一。本品每百公分，能生熱量四〇卡。

【應用】嫩辣椒，味辛辣，可以作菜。熬油叫「辣油」，可作調味料。又可供藥用，作引赤藥、行氣藥、漱喉藥、塗擦劑。

五、薑

【品名】薑，又叫「生薑」。嫩薑色紫，又叫「紫薑」，也叫「子薑」、「薑芽」。老薑，又叫「母薑」。溼沙地方，都有出產。

【形性】薑，屬蘘荷科。多年生草本。初秋根長新芽，形如手指，就是「子薑」。霜降以後，薑漸粗老，就是「母薑」。味辛。性微溫。功能散寒發表，止嘔消痰。

【成分】子薑：蛋白質〇．九，脂肪〇．六，醣三．一，無機鹽一．四，粗纖維一．二，水九二．八。本品每百公分，能生熱量二一卡。母薑：蛋白質一．三，脂肪〇．六，醣六．九，無機鹽一．三，粗纖維〇．九，水八九．〇。本品每百公分，能生熱量三八卡。

【應用】薑能去腥解毒、可作和味料。薑芽，可以醃醬作菜。薑能刺戟胃神經，增進胃的分泌和蠕動。又能刺戟小腸，使腸增強吸收力。常用作止吐健胃藥。吃薑過多，容易生眼病，減少筋的力氣。

【禁忌】孕婦和陰虛有熱的人，不能吃薑。本品惡黄芩、黄連、夜明砂；殺半夏、南星、菌蕈、野禽毒。

六、胡椒

【品名】本品辛辣像椒，所以叫「胡椒」。本品原產印度。現在我國熱地，都有出產。

【形性】胡椒，屬胡椒科。是蔓生灌木。果實是肉果、形圓似球。直徑長約〇・五公分。果皮生綠熟紅，老變黄褐色。採未熟的果實曬乾，皮皺色黑，叫「黑胡椒」；採成熟的果實，除去果皮，叫「白胡椒」。味辛。性大溫。功能溫中緩胃，下氣消痰。

【成分】蛋白質二四・五，脂肪八・三，醣三四・一，無機鹽一三・六，粗纖維九・〇，水一〇・五。本品每百公分，能生熱量三〇九卡。

【應用】胡椒，含有多量的胡椒素。功能刺戟胃腸，促進蠕動，增加分泌。吸入血中，能增大血壓，制止白血球的數量，既可興奮精神，又能退除瘧熱，和「金雞納霜」相似。普通作爲香辛料，以供食用。藥用可作健胃、驅風藥；兼作治瘧藥。

【禁忌】胡椒性溫，熱病人吃了胡椒，動火傷氣；咽喉口齒有病的人，不能吃胡椒。

七、花椒

【品名】本品產於秦地，所以原名「秦椒」；俗稱「花椒」。現在各處都有。

【形性】花椒，屬芸香科。落葉喬木。夏季結實，生青熟紅，球形，直徑長約〇．三公分。味辛。性溫，有毒。功能散寒燥濕，下氣溫中。

【成分】蛋白質二五．七，脂肪七．一，醣三五．一，無機鹽一一．六，粗纖維八．〇，水一二．五。本品每百公分，能生熱量三〇七卡。

【應用】花椒有香氣，可以作和味料。花椒素，有促進食慾的功效，用於慢性胃炎，功效尤著。又可作牙痛、霍亂藥。

八、茴香

【品名】本品有香氣，所以叫「茴香」。茴香原產廣東，現在各地都有種植。

【形性】茴香，屬木蘭科。多年生草本。高約二公尺餘。葉大，作絲狀細裂，有香氣。果實為乾果，有五個銳形肋狀的突起，香氣很烈。味辛。性平。功能袪寒濕，治痛痛。

【成分】蛋白質二．三，脂肪〇．三，醣二．二，無機鹽一．五，粗纖維〇．八，水九二．

九。本品每百公分，能生熱量二一卡。

【應用】茴香的莖葉，可以煮菜佐餚；果實可作和味料。茴香素、能刺戟胃腸的血管，幫助消化吸收作用。入血，可以增加血行，興奮精神。常用作健胃及驅蟲藥。

第三節 香甜類

一、桂花

【品名】木犀花，又叫「桂花」。我國各地都有。

【形性】桂，屬木犀科。常綠喬木。初秋開花葉腋，合冠花瓣，有四裂，形小，大約〇・四公分。金黃色的，叫「金桂」；淡黃色的，叫「銀桂」。有特殊的芳香。味辛。性溫。功能生津化痰、潤髮辟臭。又治風蟲牙痛。

【成分】蛋白質〇・六，脂肪〇・一，醣二六・六，無機鹽二・五，粗纖維七・二、水六三・〇。本品每百公分，能生熱量一一〇卡。

【應用】桂花用鹽醃或糖漬，可以久藏不壞。用作和味料，氣香甘美。能明目疏肝，又治口臭。

二、甘蔗

【品名】本品側種蔗出，從「蔗」而味甘，所以叫「甘蔗」。我國閩廣江浙各省暖地，都有出產。

【形性】甘蔗，屬禾本科。是多年生草本。甘蔗直立，高約三四公尺，直徑約三公分。莖色有青紫兩種，有節。味甘。性平而濇。功能潤燥止渴，下氣和中，助脾氣，利大腸。

【成分】蛋白質〇・二，脂肪〇・二，醣一六・四，無機鹽〇・三，水八二・九。本品每百公分，能生熱量六八卡。

【應用】甘蔗可以製糖。莖汁甘甜，可以生吃。本品又可作滋養藥及解熱藥。

三、糖

【品名】糖的品種很多，精製潔白的，叫「白沙糖」；粗製褐色的，叫「赤沙糖」；堅白如冰的，叫「冰糖」，又叫「水晶冰」。我國閩廣各地，都有出產。

【形性】白沙糖，是潔白結晶性的粉末，質緻密。赤沙糖，是赤褐色的小粒，質粗。冰糖，是斜系柱狀的結晶，質堅，色白半透明。味甘，性寒而冷利。白糖補肺益脾；赤糖調營和胃。

【成分】白沙糖：醣九八・〇，水二・〇。本品每百公分，能生熱量三九二卡。赤沙糖；醣九三・一，水六・九。本品每百公分，能生熱量三七二卡。冰糖；醣九八・一，水一・九。本品每百公分，能生熱量三九六卡。

【應用】糖是和味料的一種。又可製成各種糖果供食。更可做緩和祛痰藥。多吃久食，容易傷齒；痞滿嘔吐；溼熱不清的人，不要吃糖。

四、飴餹

【品名】清餹叫「飴」，稠餹叫「餳」。我國各地，都有出產。

【形性】飴餹，有硬軟兩種：軟的，淡黃色，是質黏而稠的半流動體。硬的，是黃褐色的固體。味甘。性大溫。功能和中潤腸，補虛定痛，潤肺止嗽，消痰止血。

【成分】蛋白質〇・五，脂肪〇・四，麥芽糖五五・〇，糊精二六・〇無機鹽〇・八，水一七・三。本品每百公分，能生熱量三二九卡。

【應用】飴餹，容易消化。用作小孩兒、產婦的滋養品，十分相宜。又可以用作配合劑。

五、蜂蜜

【品名】蜜蜂吸取花蜜，釀貯蜂巢，所以叫「蜂蜜」。又叫「蜜糖」、「煉蜜」、「白蜜」。本品種類很多，以廣東增城出的爲第一；瓊州出的爲第二。廣西南寧、桂林等處出的爲第三。

【形性】純良的蜂蜜，是淡黃色的半流動體，有清香。比重一·四二五至一·四三四。味甘。性平。功能補中益氣，潤燥利腸。

【成分】蛋白質〇·五，醣七七·八，水二一·七。本品百分中含鈣〇·〇〇四〇，燐〇·〇一九〇，鐵〇·〇〇〇七。又本品每百公分，能生熱量三一三卡。

【應用】蜜味香甜而美，可以製各種果脯蜜餞，供食。本品用作鎮咳、通便、泌尿系病藥；又用作丸劑佐藥及調味藥。

【禁忌】凡脾寒便稀和有溼邪中滿的，禁用。又本品不能和生葱、萵苣同吃；否則，下痢。

第四節　鹽醬類

一、食鹽

【品名】本品味鹹可食，所以叫「食鹽」；又叫「大鹽」。又海水曬成的，叫「海鹽」；井水煎成的，叫「井鹽」；池水曬成的，叫「池鹽」；天然生成的，叫「石鹽」，又叫「巖鹽」。我國沿海各省，出「海鹽」。內地各省，出「井鹽」、「池鹽」、「石鹽」。

【形性】鹽是立方形的結晶體，白色，或灰白色。味鹹。性寒。功能瀉火潤燥，清心滋腎。

【成分】綠化鈉八三．六，硫酸鹽類四．八，鈣〇．四，水一一．二。

【應用】食鹽，可做和味料。功能促進胃腸的分泌，幫助消化通便。可以做健胃鎮痛藥及慢性便秘的緩下藥。又能刺戟腎臟的黏膜，有利尿作用。又有凝固血液之功，所以可作咯血、吐血時的止血收斂藥。

【禁忌】凡血虛瘀滯，及水腫溼滿的，禁用。

二、醬

【品名】醬的名稱很多：小麥做成的醬，叫「甜麵醬」；黃大豆做成的醬，叫「豆醬」；豆和麥麩做成的醬，叫「黃醬」。……各地都有製造。

【形性】醬，黃褐色。味鹹。性冷而利。功能除熱，止煩滿，去熱殺毒。

【成分】甜麵醬：蛋白質七・八，脂肪〇・四，醣三五・〇，無機鹽一一・三，粗纖維一・九，水四三・六。本品每百公分，能生熱量二七五卡。乾黃醬：蛋白質一四・二，脂肪五・二，醣一一・二，無機鹽一九・五，粗纖維三・二，水四六・七。本品每百公分，能生熱量一四八卡。豆醬：蛋白質一八・九，脂肪一〇・一，醣一・五，無機鹽二二・五，粗纖維二・〇，水五四・〇。本品每百公分，能生熱量一七三卡。

【應用】醬可以做作菜，或醬漬瓜類，供食。小兒多吃，生疾動風。麥醬和鯉魚同吃，易生口瘡。

三、醬油

【品名】醬中提煉出的液體，叫做「醬油」。

【形性】純粹的母油，質醇，色淡，叫「白醬油」；加炒色的醬油，質淡色褐，叫「黑醬油」。味鹹。性冷。功能除熱，解火熱毒。

【成分】白醬油：蛋白質五・八，醣七・八，無機鹽二一・七，水六四・七。本品每百公分，能生熱量五四卡。黑醬油：蛋白質三・八，醣二〇・四，無機鹽一五・三，粗纖維一・

，水五九・四。本品每百公分，能生熱量九七卡。

【應用】醬油，是重要的和味料。味很鮮美，調和食味，葷素皆宜。

第五節　油醋類

一、香油

【品名】本品氣香，所以叫「香油」。又叫「芝麻油」、「胡麻油」。

【形性】香油，是淡黃色或金黃的油狀液體。比重約〇・九二。味甘。性微寒。功能利大腸，止疼痛，補皮裂，消癰腫。

【成分】香油的成分，脂肪約佔百分之九十九。本品每百公分，能生熱量八九一卡。

【應用】香油，是和味料的一種；又可供藥用。

二、花生油

【品名】榨出落花生的脂肪油，叫「花生油」。又叫「果油」。

【形性】花生油，是白色或淡黃色的油狀液體。比重〇・九一二。氣味都不很烈。味甘。性平，氣腥。功能滑腸下積。

【成分】花生油的成分，除微有蛋白質、醣、無機鹽、粗纖維等外，百分之九十七，都是脂肪油。本品每百公分，能生熱量八七三卡。

【應用】花生油，可以作和味料。

三、豆油

【品名】榨出黃大豆的脂肪油，叫做「豆油」。

【形性】豆油，是黃色的油狀液體。比重約〇．九三。味辛甘。性熱，微毒。功能塗瘡疥。

【成分】豆油的成分，以脂肪油為主，約佔百分之九十八。本品每百公分，能生熱量八八三卡。

【應用】豆油，可以作和味料。

四、菜油

【品名】壓蕓薹菜子榨出的油，叫「菜油」。

【形性】菜油，是橙黃色澄清的油狀液體。比重約〇．九二。味辛。性溫。功能行血利產，消脂治痔。

【成分】菜油的成分，脂肪約佔百分之九十八。本品每百公分，能生熱量八九一卡。

【應用】菜油，可以作和味料。又可用作利產、下瘀藥。

五、醋

【品名】米醋，簡稱「醋」；又叫「酸醋」；醋以江蘇省鎮江出的頂好，叫「鎮江醋」。

【形性】醋，是澄明的液體，色淡黃或深黃，氣香味酸。比重一·〇〇五，至一·〇一六。味酸微苦。性溫。功能開胃消食，收斂解熱，利小便，散瘀血，消癰腫。

【成分】鎮江醋：固體物一六·四二，醋三·七四，總酸量三·二七，灰四·〇〇，水七二·五七。本品每百公分，能生熱量四八卡。北京醋：固體物一一·二四，醋〇·八七，總酸量二·八六，灰三·八二，水八一·二一。本品每百公分，能生熱量三〇卡。山西醋：固體物一四·三〇，醋三·六六，總酸量四·五二，灰三·〇一，水七四·五一。本品每百公分，能生熱量四四卡。

【應用】醋，可以作和味料；以陳久味厚氣香的為良。入胃能刺戟胃神經，使胃分泌增多；

也能制止醱酵作用，入腸，能刺戟腸黏膜，增加收歛性；同時又能凝固已消化的蛋白質。由腸壁吸入血中，能令血管收縮，減少汗液，體溫略降。常用作消積藥，制止結核性的自汗藥。又能解魚肉蔬菜毒。

【禁忌】服丹參、茯苓的，禁用。反蛤蜊、蝦殼、石灰、爐甘石等。

第六章 禽獸類

第一節 走獸類

一、牛肉

【品名】牛的肌肉，簡稱「牛肉」。

【形性】牛，是家畜的一種。屬脊椎動物哺乳類反芻偶蹄類。有黃牛、水牛兩種。肉色鮮紅。味甘。性溫。功能安中益氣，補脾養胃。

【成分】牛肉(後腿)：蛋白質二〇．九，脂肪一〇．六，無機鹽一．〇，水六七．五。本品百分中含鈣〇．〇〇七〇，燐〇．二三〇〇，鐵〇．〇〇一〇。又本品每百公分，能産熱量一七九卡。肉汁：蛋白質四〇・〇，脂肪一・八，醣三・九，無機鹽一八・三，水三七・〇。本品每百公分，能生熱量一八八卡。蹄筋：蛋白質三〇・二，脂肪〇・三，無機鹽〇・二，水六九・三。本品每百公分，能生熱量一二四卡。

【應用】牛肉富有滋養分，是我們有益的食品。清燉、紅燒，味都甘美可口，人多愛吃。煮成肉汁，更易消化。蹄筋煮爛，可以供食。

【禁忌】凡脾胃有濕熱痰火的，禁食。

二、牛的臟腑

【品名】牛的臟腑，可供食用的，有「腦」、「心」、「腎」、「肺」、「胃」。

【形性】「牛腦」味甘。性溫，微毒。功能消除脾積痞氣，風眩消渴。「牛心」，功能補心，治療健忘。「牛腎」能補腎氣、益精髓。「牛肝」能補肝明目。「牛肺」可以補肺。「牛胃」味甘。性溫。補五臟、治消渴風眩。

【成分】牛腦：蛋白質八・八，脂肪九・五，無機鹽一・一，水八〇・六。本品每百公分，能生熱量一一九卡。牛心：蛋白質一六・〇，脂肪二〇・四，無機鹽一・〇，水六二・六。本品百分中含鈣〇・〇〇五〇，燐〇・一二二〇，鐵〇・〇〇五〇。又本品每百公分，能生熱量三四八卡。牛腎：蛋白質一六・六，脂肪四・八，醣〇・四，無機鹽一・二，水七七・〇。本品百分中含鈣〇・〇〇七〇，燐〇・四二〇〇，鐵〇・〇一五〇。又本品每百公分，能生熱量一一一卡。牛肝：蛋白質二〇・四，脂肪四・五，醣一・七，無機鹽一・六，水七一・八。本品百分中含鈣〇・〇一三〇，燐〇・四〇〇〇，鐵〇・〇〇九〇。又本品每百公分，能生熱量一二九卡。牛肺：蛋白質一六・四，脂肪三・二，無機鹽一・〇，水七九・四。本品每百公分，能生熱量九四卡。牛胃：蛋白質一九・九，脂肪二・六，醣〇・二，無機鹽〇・七，水七六・六。本品百分中含鈣〇・〇〇八〇，燐〇・三七二〇，鐵〇・〇〇五〇。又本品每百公分，能生熱量一〇三卡。

【應用】牛腦、牛心、牛腎、牛肝、牛肺、牛胃，都可以煮熟供食。

三、牛乳

【品名】牛的乳汁，簡稱「牛乳」。

【形性】牛乳，是淡黃色的液體。比重一・〇三三。味甘。性微寒。功能止渴補虛，養心肺，解熱毒，潤皮膚。

【成分】蛋白質三·三，脂肪四·〇，醣五·〇，無機鹽〇·七，水八七·〇。本品百分中含鈣〇·一二〇〇，燐〇·〇九三〇，鐵〇·〇〇〇二。又本品每百公分，能生熱量六九卡。

【應用】牛乳，是滋補的飲料。小兒老人，煮食有益。牛乳和酸物同吃，令人腹中結癥。

四、牛髓

【品名】牛的骨髓，簡稱「牛髓」。

【形性】牛髓色粉微黃。味甘。性溫。功能補中塡髓。

【成分】蛋白質二·二，脂肪九七·八，無機鹽一·三，水三·三。本品每百公分，能生熱量八四四卡。

【應用】牛髓炒麵，開水加糖沖拌，常服安五臟，益氣力，止洩利，增年齡。

五、牛脂

【品名】牛的脂油，簡稱「牛脂」。

【形性】牛脂色淡黃。味甘。性溫，微澀。功能療諸瘡、疥癬。

【成分】蛋白質四·七，脂肪八一·八，無機鹽〇·三，水一三·二。本品每百公分，能生熱量七五五卡。

【應用】牛脂煉淨，可以做和味料；也可以供藥用。

六、羊肉

【品名】羊的肌肉，簡稱「羊肉」。

【形性】羊，是家畜的一種。屬脊椎動物哺乳類，反芻偶蹄類。羊有山羊、綿羊兩種。山羊肉羶而老，綿羊肉嫩。味甘而苦，性大熱。功能補元陽，治虛羸。

【成分】後腿：蛋白質一六·七，脂肪二八·一，無機鹽〇·八，水五四·四。本品每百公分，能生熱量三二〇卡。

【應用】羊肉肥嫩，秋冬尤美。羊肉和海參、筍、栗、蘿蔔煮食，都能益人。加胡桃同煮，可以去羶。常吃補氣滋陰，生肌健力。

七、羊的臟腑

【品名】羊的臟腑，有心、腎、肝、肺、胃等。

【形性】羊心，味甘。性溫。功能補心止鬱。羊腎，味甘。性溫。功能補腎。羊肝，味苦，性寒。功能補肝，治肝風虛熱，目赤暗痛。羊肺，味甘，性溫。功能補肺止嗽。羊胃，味甘。性溫。功能止虛汗，療虛羸，小便頻數。

【成分】羊心：蛋白質一六・九，脂肪一二・六，無機鹽〇・九，水六九・六。本品每百公分，能生熱量一八一卡。羊腎：蛋白質一六・五，脂肪三・五，無機鹽一・三，水七八・七。本品每百公分，能生熱量九五卡。羊肝：蛋白質二三・一，脂肪九・〇，醣五・〇，無機鹽一・七，水六一・二。本品每百公分，能生熱量一九三卡。羊肺：蛋白質二〇・二，脂肪二・八，無機鹽一・二，水七五・八。本品每百公分，能生熱量一〇六卡。

【應用】羊的心、腎、肝、肺、胃，都可以煮食。

八、羊乳

【品名】母羊的乳汁，簡稱「羊乳」。

【形性】羊乳，是淡黃色的液體。味甘。性溫。功能補虛乏，潤心肺，益精氣。

【成分】蛋白質三・五，脂肪一八・五，醣四・五，無機鹽〇・五，水七四・〇。本品百分中含鈣〇・一二八〇，燐〇・一〇三〇。又本品每百公分，能生熱量一九五卡。

【應用】羊乳，近年作為小兒、老人的飲料，滋補身體。又可合脂作羹；兼供藥用。

九、羊油

【品名】羊的脂油，簡稱「羊油」。

【形性】羊油，白色。味甘。性溫。功能治虛勞。

【成分】煉過的羊油，脂肪佔一〇〇分，能生熱量九〇〇卡。

【應用】羊油可作和味料。又可入藥，潤肌膚，殺蟲，治瘡癬，油做膏藥，能透肌肉筋絡，祛風熱毒氣。

一〇、猪肉

【品名】家猪的肌肉，簡稱「猪肉」；也叫「大肉」。

【形性】家猪，屬脊椎動物，哺乳類偶蹄類。肉肥嫩供食。味酸。性冷。功能益腎陰，補虛羸。

【成分】後腿：蛋白質一五・七，脂肪三三・四，無機鹽○・八，水五○・一。本品每百公分，能生熱量三六三卡。蹄：蛋白質一五・八，脂肪三六・三，無機鹽○・八，水五五・四。本品每百公分，能生熱量三○○卡。鹹肉：蛋白質一四・四，脂肪二一・八，醣三・四，無機鹽七・七，水五二・七。本品每百公分，能生熱量二六七卡。火腿：蛋白質一六・七，脂肪三八・八，無機鹽四・七，水三九・八。本品每百公分，能生熱量四一五卡。肉鬆：蛋白質五四・一，脂肪一二・四，醣七・三，無機鹽九・二，水一七・一。本品每百公分，能生熱量三五七卡。

【應用】猪肉，是我國重要的肉類。可以清燉，也可以紅燒，又可以做肉鬆，味都甘美。更可以醃臘，製成鹹肉、臘肉、火腿等，久藏不壞。本品除食用外，又可以做滋養强壯藥。

【禁忌】凡有風熱痰火的，禁用。反烏梅、桔梗、黃連；同食，容易瀉痢。

一一、猪的臟腑

【品名】猪的臟腑，可供食用的，有腦、心、腎、肝、肺、胃、腸等。

【形性】「猪腦」，味甘。性寒，有毒。功能治腦鳴，凍瘡。「猪心」，味甘而鹹。性平。

功能治驚邪譫語。「豬腎」，味鹹。性冷。功能理腎氣，通膀胱。「豬肝」，味苦。性溫。功能補肝明目，又治小兒驚癇。「豬肺」，味甘。性微寒。功能補肺。「豬胃」，味甘。性微溫。功能補中益氣、止渴退虛。「豬腸」，味甘。性微寒。功能潤腸治燥，兼退虛渴，小便頻數。

【成分】豬腦：蛋白質一一．七，脂肪一〇．三，無機鹽一．六，水七六．四。本品每百公分，能生熱量一四〇卡。豬心：蛋白質一五．五，脂肪四．八，無機鹽一．二，水七八．五。本品每百公分，能生熱量一〇五卡。豬腎：蛋白質二一．三，脂肪四．五，醣一．四，無機鹽一．四，水七一．四。本品每百公分，能生熱量一三一卡。豬肝：蛋白質一一．九，脂肪四．〇，無機鹽〇．九，水八三．二。本品每百公分，能生熱量八四卡。豬肺：蛋白質六．五，脂肪一．七，醣〇．一，無機鹽〇．二，水九一．五。本品每百公分，能生熱量四二卡。豬胃：蛋白質六．九，脂肪一五．六，醣〇．五，無機鹽〇．二，水七六．八。本品每百公分，能生熱量一七〇卡。豬腸：蛋白質一八．九，脂肪〇．四，醣〇．一，無機鹽一．〇，水七九．六。本品每百公分，能生熱量八〇卡。

【應用】豬的臟腑，可以蒸熟作菜。

一二、豬脂

【品名】豬腹中的脂肪，簡稱「豬脂」，也叫「豬油」。

【形性】豬脂，純白色，熱至攝氏三十五度至四十度，即能融解，成無色透明的油。比重約〇．九三八。味甘。性微寒。功能殺蟲，涼血，潤燥，解毒。

【成分】蛋白質五．二，脂肪八一．九，無機鹽〇．二，水一二．七。本品每百公分，能生熱量七五八卡。

【應用】豬脂溶化，可以做和味料；又可以製造蠟膏、油膏的原料；又為緩和滋養藥。

【禁忌】凡是脾虛、溼滯、腹滿、便滑的，禁用。反烏梅、梅子。

一三、兔子

【品名】兔子的肉，簡稱「兔肉」。

【形性】兔，屬脊椎動物哺乳類。兔肉味辛。性平。功能補中益氣，涼血利腸。

【成分】蛋白質二一．九，脂肪一．八，無機鹽一．二，水七五．一。本品百分中含鈣〇．〇二〇〇，燐〇．二二九〇，鐵〇．〇二二〇。又本品每百公分，能生熱量一〇三卡。

【應用】兎肉冬季鮮美；煮爛作凍，味更甘美。

一四、馬肉

【品名】馬的肌肉，簡稱「馬肉」。

【形性】馬，屬脊椎動物哺乳類，奇蹄類；是家畜的一種。他的肉，味辛而苦。性冷，有毒。功能長筋骨，强腰脊，除熱下氣。

【成分】蛋白質二〇．八，脂肪四．二，醣〇．四，無機質一．一，水七三．五。本品百分中含鈣〇．〇一一〇，燐〇．一九九〇，鐵〇．〇〇二〇。又本品每百公分，能生熱量一二三卡。

【應用】馬肉先用清水漂去餘血，煮得熟爛，味也可口。吃馬肉中毒，喝蘆菔汁或吃杏仁，可以解毒。

一五、馬乳

【品名】馬的乳汁，簡稱「馬乳」；也叫「馬奶」。

【形性】馬乳，色白，味甘。性冷。功能止渴治熱。

【成分】蛋白質二·一，脂肪二·一，醣五·九，無機鹽〇·四，水九〇·五。本品百分中含鈣〇·一〇二〇，燐〇·〇九九〇。又本品每百公分，能生熱量四二卡。

【應用】馬乳，可以飲用，是一種滋補食品。

一六、熊肉和熊掌

【品名】熊的肌肉，簡稱「熊肉」。熊的腳掌，叫做「熊掌」。

【形性】熊，是一種野獸，屬脊椎動物哺乳類。他的肉，味甘。性平。功能治風痺，筋骨不仁。熊掌肥厚，功能禦風寒，益氣力。

【成分】熊肉：蛋白質一四·五，脂肪八·六，無機鹽〇·九，水七六·〇。本品中含鈣〇·〇三二〇，燐〇·一五七〇，鐵〇·〇〇七〇。又本品每百公分，能生熱量一三五卡。乾熊掌：蛋白質五五·二，脂肪四三·九，無機鹽〇·九。本品每百公分，能生熱量六一六卡。

【應用】熊肉和熊掌，紅燒煮爛，味厚甘美。

第二節　飛禽類

一、雞肉和雞什

【品名】雞的肌肉，簡稱「雞肉」。雞的臟腑，合稱「雞什」。

【形性】雞，屬鶉雞類，是家禽的一種。雞肉味甘。性溫。功能溫中氣，補虛羸。

【成分】雞肉：蛋白質二一·五，脂肪二·五，無機鹽一·一，水七四·九。本品百分中含鈣〇·〇一一〇，燐〇·一九〇〇，鐵〇·〇〇一五。又本品每百公分，能生熱量一〇九卡。雞什：蛋白質一八·七，脂肪六·一，無機鹽一·三，水七三·九。本品每百公分，能生熱量一三〇卡。

【應用】雞肉，清燉、紅燒，肥嫩可口。雞什，也可煮熟作菜。雞肉做成雞汁，可作滋養強壯藥。

二、雞蛋

【品名】雞的蛋，簡稱「雞蛋」；也叫「雞卵」；俗叫「雞子」。

【形性】雞蛋，卵圓形。殼內有白膜，膜中有卵黃和卵白。味甘。性平。功能鎮心定驚，潤肺寧嗽，清熱開音，止渴除煩。

【成分】蛋白質一三・四，脂肪一〇・五，無機鹽一・二，水七四・九。本品百分中含鈣〇・〇五五〇，燐〇・二一〇〇，鐵〇・〇〇二七。又本品每百公分，能生熱量一四八卡。

【應用】雞蛋，是健康上有益的食品。又可用作滋養強壯藥。

三、鴨肉和鴨什

【品名】鴨的肌肉：簡稱「鴨肉」；鴨的臟腑，合稱「鴨什」。

【形性】鴨，是家禽的一種，屬水禽類鴨屬。鴨肉味甘。性大寒。功能滋陰補虛，養胃生津，止嗽息驚，益血行水。

【成分】鴨肉：一三・一，脂肪六・〇，醣〇・一，無機鹽〇・七，水八〇・一。本品每百公分，能生熱量一〇七卡。鴨什：蛋白質一七・九，脂肪五・〇，無機鹽一・八，水七五・三。本品每百公分，能生熱量一一七卡。

【應用】鴨肉，清燉肥美；紅燒，鹵辦、火烤，都很可口。鴨什煮熟，也可作菜。本品除食用外，兼作滋養強壯藥。

四、鴨蛋

【品名】鴨生的蛋，簡稱「鴨蛋」；俗叫「鴨子」。

【形性】鴨蛋，卵圓形，比雞蛋大，蛋殼色淡青；殼內有白膜，膜內有卵黃和卵白。味甘而鹹，性微寒。功能去心腹胸膈熱。

【成分】蛋白質一四・二，脂肪一六・〇，醣〇・五，無機鹽二・〇，水六七・三，本品百分中含鈣〇・〇七一〇，燐〇・二一〇〇，鐵〇・〇〇三二。又本品每百公分，能生熱量二〇三卡。

【應用】鴨蛋煮熟，可以作菜。鹽醃叫鹹鴨蛋；或用石灰草灰，塗敷殼外，製成松花蛋；都可經久不壞，隨時供食。

五、鵝

【品名】鵝的肌肉，簡稱「鵝肉」；鵝的臟腑，叫「鵝什」。鵝的卵，叫「鵝蛋」。

【形性】鵝，屬水禽類，是家禽的一種。鵝肉和鵝什，味甘。性平。功能利五臟，止消渴。鵝蛋，比鴨蛋大。味甘。性溫。功能補中益氣。

【成分】鵝肉：蛋白質一六・三，脂肪三六・二，無機鹽〇・八，水四六・七。本品每百公分，能生熱量三九一卡。鵝什：蛋白質二〇．一，脂肪八．二，無機鹽一．七，水七〇．〇。本品每百公分，能生熱量一五四卡。鵝蛋：蛋白質一二．九，脂肪一二．三，無機鹽〇．九，水七三．九。本品每百公分，能生熱量一六二卡。

【應用】鵝肉、鵝什，清燉，紅燒，都可作菜。鵝蛋煮熟，也能供食。

六、鴿

【品名】鴿子的肌肉，簡稱「鴿肉」；鴿子的臟腑，叫「鴿什」；鴿子的蛋，叫「鴿蛋」。

【形性】鴿，屬鳩鴿類，也是家禽的一種。鴿肉和鴿什，味鹹。性平。功能補精益氣。鴿蛋味甘。性平。功能解瘡毒。

【成分】鴿肉：蛋白質二二．八，脂肪一一．〇，無機鹽一．五，水六四。七。本品每百公分、能生熱量一九〇卡。鴿什：蛋白質二三．二，脂肪五．二，無機鹽二．三，水七〇．三。本品每百公分，能生熱量一三六卡。鴿蛋：蛋白質九．五，脂肪六．四，醣一．七，無機鹽〇．七，水八一．七。本品每百公分，能生熱量一〇二卡。

【應用】鴿肉、鴿什、鴿蛋，都可以煮熟作菜，味很鮮美。

七、燕窩

【品名】金絲燕的窩，簡稱「燕窩」。又有「上官燕」、「淨毛燕」、「龍牙燕」等名稱。我國閩廣沿海一帶，出產不少。

【形性】金絲燕，屬鳴禽類雨燕科。金絲燕分泌唾液做成的窩，形狀像兜。由白色的纖維質組成，排列無序，浸水柔軟膨大，氣香很烈。味甘。性平。功能大發肺陰，化痰止嗽，健脾開胃，潤腸療虛。

【成分】蛋白質八五·六，脂肪○·三，無機鹽二·五，水一一·六。本品每百公分，能生熱量三四五卡。

【應用】燕窩，是貴重的滋補食品。吃的時候，先用清水泡開，洗去污毛。加清水，文火煮爛供食。凡調理虛損勞瘵，可以潤燥澤枯，生津益血，止嗽療痢；以及病後虛弱，用作滋補，尤爲妙品！

第七章 水族類

第一節 兩棲類

一、田雞

【品名】本品在田野生活，肉味鮮美似雞，所以叫「田雞」；又叫「青蛙」。

【形性】田雞，是兩棲類蛙屬的一種。體小，背色鮮綠，腹部白色。前趾沒蹼，後趾有半蹼。他的肌肉，味甘。性寒。功能調疳瘦，補虛損，解熱毒，利水氣。

【成分】蛋白質一五·九，脂肪〇·四，醣〇·三，無機鹽〇·八，水八二·七。本品每百公分，能生熱量六八卡。

【應用】田雞腿肉肥嫩，炒熟作菜，味很鮮美。

二、甲魚

【品名】本品背脊有甲，能在水中游行如魚，所以叫「甲魚」；又叫「鱉」。我國長江流域一帶，出產很多。

【形性】甲魚，屬兩棲類。形似龜。大約二公寸餘。頭尾四肢，都不能縮入甲中。脊甲暗褐色，多小粒。中央質硬，邊緣略軟，俗稱鱉裙。肉味甘。性平。功能滋肝腎之陰，清虛勞之熱。

【成分】蛋白質一九・八，脂肪〇・五，無機鹽一・二，水七八・五。本品每百公分，能生熱量八四卡。

【應用】甲魚的肉和裙邊，都可煮爛作菜，清燉、紅燒，味很鮮美。甲魚的甲，可供藥用，味鹹。性平。功能補陰氣，潛肝陽，消癥瘕，除寒熱。

【禁忌】孕婦及中虛寒濕內盛，或時邪未淨的人，都不可以吃甲魚。

三、哈士蟆

【品名】哈士蟆，產吉林省長白山。

【形性】哈士蟆，是兩棲類蛙屬的一種。皮色灰褐，味甘而腥。性涼而膩。功能治腎虛陰虧，而體瘦；又治白濁。

【成分】蛋白質四三・二，脂肪一・四，醣三六・四，無機鹽三・八，水一五・二。本品百分中含鈣〇・三〇〇，燐〇・二六〇〇，鐵〇・〇〇二四。又本品每百公分，能生熱量三三一卡。

【應用】剝取哈士蟆的油，用水泡開，約過一夜，洗揀乾淨，文火燉熟，加紅棗三枚，以除胃氣。加冰糖或食鹽少許，肥厚味美。患白濁的人，連服半月，頗有神效。

【禁忌】有溼痰咳嗽的，忌食。

第二節 魚類

一、鯽魚

【品名】本品相即相附而游，所以叫「鯽魚」；又叫「鮒魚」。池澤清水中，都有生產。

【形性】鯽魚，屬魚類硬骨類。色黑，背隆腹大。長約二三公寸。味甘。性溫。功能益脾和中，行水實腸。

【成分】蛋白質一五．九，脂肪一．三，醣〇．一，無機鹽一．〇，水八一．七。本品每百公分，能生熱量七六卡。

【應用】呂氏春秋：「魚之美者，有洞庭之鮒」。可見鯽魚，是魚中的佳品。鯽魚到了冬季，肉肥子多，味尤鮮美。油炸、燻炙、清燉、紅燒，都可作菜。本品又可作健胃藥。

【禁忌】本品和蒜同吃，發熱；和冰糖同吃，易生疳蟲；和芥菜同吃，易生腫病；和猪肝、雞肉同吃，易生癰疽；和麥門冬同吃，害人。

二、鱧魚

【品名】本品鱗有十字文理，所以叫「鱧魚」。各地清水中，都有生產。

【形性】鱧魚，屬魚類硬骨類。體扁而肥，鱗有黑點。長約三四公寸至一公尺餘。口的前端，有鬚一對。背色青黑，腹淡黃色。肉味甘。性平。功能行水，消腫，理脚氣，治黃疸。

【成分】蛋白質一八·一，脂肪一·六，醣()·二，無機鹽一·一，水七九·一。本品每百公分，能生熱量八八卡。

【應用】鱧魚肉肥厚，可以清蒸，可以紅燒，味都鮮美。產婦乳汁不多，可吃清湯鱧魚，能通乳汁，當日見效。又可作利尿藥。

【禁忌】鱧魚脊上兩筋及黑血有毒，頂好除去，以免中毒。有下痢及宿瘡的，不可吃鱧。服天門冬、硃砂的人，不可吃鱧魚。

三、鱖魚

【品名】本品體不易屈，有棘蹶起，所以叫「鱖魚」。

【形性】鱖魚，屬魚類硬骨類。體扁腹闊，口大鱗細。體色淡黃，有黑褐色的斑點。脊鰭有十二糎。身體長約二公寸至三四公寸。肉味甘。性平。功能益氣力，補虛勞，健脾胃。

【成分】蛋白質一九・三，脂肪〇・八，無機鹽一・二，水七八・七。本品每百公分，能生熱量八四卡。

【應用】鱤魚肉質肥嫩，肉中沒有細刺，煮食作菜，味很鮮美。

四、鯿魚

【品名】本品身扁，所以叫「鯿魚」。生江湖淡水中。

【形性】鯿魚，屬魚類硬骨類。頭小尾尖，身扁腹大，鱗細，色青白。肉味甘。性溫。功能調胃氣，利五臟。

【成分】蛋白質一八・五，脂肪六・六，醣〇・二，無機鹽一・〇，水七三・七。本品每百公分，能生熱量一三四卡。

【應用】鯿魚作菜，味也可口。能助脾氣，消穀食。疳痢病人，不可吃鯿魚。

五、白魚

【品名】本品色白，所以叫「白魚」。各地淡水的河湖中，出產很多。

【形性】白魚，屬魚類硬骨類。長約六七公寸，至一公尺餘，全身青白色。頭尾向上，腹扁鱗細，肉多細刺。味甘。性平。功能開胃下氣，去水氣，令人肥健。

【成分】蛋白質二二·九，脂肪六·五，無機鹽一·六，水六九·〇。本品每百公分，能生熱量一五〇卡。

【應用】白魚肉肥而嫩，清燉，味更鮮美。但是多吃生痰。和棗同吃，易患腰痛。

六、刀魚

【品名】本品體形，略似尖刀，所以叫「刀魚」。又叫「鱭魚」。生江湖中。

【形性】刀魚，屬魚類硬骨類。全體狹長而扁。頭小口大。吻有兩硬鬚，脊鰭短，臀鰭長而連尾。背黃褐色，腹銀白色，鱗細，長約二三公寸。味甘。性溫。功能治痔瘻。

【成分】蛋白質一九·〇，脂肪三·四，醣一·五，無機鹽一·二，水七四·九。本品每百公分，能生熱量一一三卡。

【應用】刀魚肉多細骨，雖可供食；可是不可多吃，以免助火動痰發疾。

七、鰣魚

【品名】本品愛成群游行，首尾相連，所以叫「鰱魚」。白色的，叫「白鰱」；紅色的，叫「紅鰱」。生池澤淡水中。

【形性】鰱魚，是魚類硬骨類的一種。頭小鱗細，體扁，脊青黑，腹白色。大的長約八九公寸。味甘。性溫。功能溫中益氣。

【成分】白鰱：蛋白質一七．三，脂肪一．七，醣一．四，無機鹽一．二，水七八．四。本品每百公分，能生熱量九〇卡。紅鰱：蛋白質一四．五，脂肪〇．六，無機鹽一．二，水八三．七。本品每百公分，能生熱量六三卡。

【應用】鰱魚肉，可以供食。多吃發渴，易發瘡疥。

八、銀魚

【品名】本品色白如銀，所以叫「銀魚」。又叫「鱠殘魚」。我國蘇松、浙江、河北、山東等處，都有生產。

【形性】銀魚，屬魚類軟骨類。大的長約一二公寸，身圓如筋，潔白如銀，目似兩黑點。味甘。性平。功能寬中健胃。

【成分】蛋白質六・三，脂肪〇・二，醣一・一，無機鹽〇・八，水九一・六。本品每百公分，能生熱量三一卡。

【應用】鯽魚，在清明節前，肉嫩肥美，也是魚中佳品。清明節後，生子脂瘦，味兒不美。

九、鯖魚

【品名】本品背色青黑，所以叫「青魚」；也叫「鯖魚」。淡水江湖中，都有出產。

【形性】鯖魚，鯉魚類硬骨類。身長約八九公寸。背青黑，鱗大。味甘。性平。功能去煩悶，益氣力；治脚氣溼痺。

【成分】蛋白質一七・九，脂肪三・八，醣〇・二，無機鹽一・一，水七七・〇。本品每百公分，能生熱量一〇七卡。

【應用】鯖魚肉厚肥美，紅燒、醃臘、糟漬，味都鮮美。

一〇、鯧魚

【品名】本品游泳吐沫，諸魚尾隨食沫，有類於娼，所以叫「鯧魚」。我國粵、閩、浙等省近海處，都有生產。

【形性】鯧魚，屬魚類硬骨類。體側扁而高，頭眼都小，鱗細，骨少。尾分叉如燕尾。體色黃白而有黑點。肉白多脂。味甘。性平。功能益氣力，使人肥健。

【成分】蛋白質一五・六，脂肪六・六，無機鹽一・六，水七六・二。本品每百公分，能生熱量一二二卡。

【應用】鯧魚肉肥美。子有毒，吃了，令人下痢。

一一、鰣魚

【品名】本品初夏時候才有，所以叫「鰣魚」。

【形性】鰣魚，屬魚類硬骨類。他的身體，側扁而長，下顎突出。背蒼灰色，腹白色。全體長約一公尺餘。肉有細刺而多脂肪。味甘。性平。功能補虛勞。

【成分】蛋白質一四・四，脂肪一一・一，醣〇・二，無機鹽一・八，水七二・五。本品每百公分，能生熱量一五八卡。

【應用】鰣魚，肉多脂肪，加和味料蒸食，味很肥美。

一二、鱸魚

【品名】鱸魚，出江蘇松江。有四鰓，所以又叫「四鰓鱸」。

【形性】鱸魚，屬魚類硬骨類。體狹扁，口闊大，下顎突出。有四鰓。鱗甲細小，背色淡黑，腹色淡白。小的長約一公寸；大的長約三四公寸。春季棲江河淡水中；秋季入海，棲鹹水中。味甘。性平，有小毒。功能補五臟，益筋骨，和腸胃，治水氣。

【成分】蛋白質一七・八，脂肪一・六，醣〇・二，無機鹽一・〇，水七九・四。本品每百公分，能生熱量八六卡。

【應用】鱸魚味美，清蒸尤佳。多吃中了鱸魚毒，可服鮮蘆根汁，即解。

一三、鱓魚

【品名】鱓魚色黃，所以又叫「黃鱓」。

【形性】鱓魚，屬魚類圓口類。體形細長，沒鱗，長約七八公寸至一公尺。體色赤褐或青黃，多涎沫。味甘。性大溫。功能祛風濕，補虛損。

【成分】蛋白質一四・五，脂肪〇・四，無機鹽〇・五，水八四・六。本品每百公分，能生熱量六二卡。

【應用】鱔魚，紅燒、油炸，味厚補身。

一四、鰻鱺

【品名】鰻鱺，又叫「鰻魚」。溪澗湖澤中，都有生產。

【形性】鰻鱺，屬魚類圓口類。身體圓柱形，脊有肉鬣連尾，皮膚有膠性的黏液。鱗柔軟，細不可辨。體長四五公寸至一公尺。體色有蒼黑、茶褐等色，腹白色。肉厚，味甘。性平，有毒。功能補虛羸，治痨瘦。

【成分】蛋白質一四．五，脂肪八．〇，無機鹽一．四，水七六．一。本品每百公分，能生熱量一三〇卡。

【應用】鰻鱺紅燒，肉味肥厚，少吃益人。本品除食用外，又可作祛風殺蟲藥。

【禁忌】凡有濕熱時病的人，忌食。本品和銀杏同吃，易患軟風。

一五、黃魚

【品名】本品色黃，所以叫「黃魚」。又叫「黃花魚」、「石首魚」。產於溫帶近海處。我國浙江寧波近海處，出的頂好。

【形性】黃魚，鰭魚類硬骨類。身體扁而似紡綞形。口闊，下顎突出。全體有細鱗，背色微灰，腹白。頭腹略帶金黃色。長約二公寸至六七公寸。肉厚，鰾黏。味甘。性平。功能開胃益氣。

【成分】蛋白質一五・七，脂肪二・一，醣〇・一，無機鹽一・〇，水八一・一。本品每百公分，能生熱量八二卡。

【應用】黃魚肉嫩，味很鮮美。又可作消化健胃藥。

一六、比目魚

【品名】本品兩目並生，所以叫「比目魚」。產於東海近陸處。

【形性】比目魚，鰭魚類硬骨類。體扁，長橢圓形，鱗細而圓，兩眼都生在左面。長約二三公寸。味甘。性平。功能補虛，益氣。

【成分】蛋白質一四・八，脂肪一四・四，無機鹽一・三，水六九・五。本品每百公分，能生熱量一八九卡。

【應用】比目魚肉多骨少，可以作菜佐膳。多吃動氣。

一七、帶魚

【品名】本品細長似帶，所以叫「帶魚」；又叫「裙帶魚」。

【形性】帶魚，屬魚類硬骨類。頭尖尾細，身扁眼大，口有尖齒。長約一二公尺。體有滑涎，背淡青，腹白色，乾的作銀光色。肉味甘。性平。功能利中開胃，去風殺蟲。

【成分】蛋白質一六・三，脂肪三・五，醣一・五，無機鹽一・一，水七七・六。本品每百公分，能生熱量一〇三卡。

【應用】帶魚除脊骨外，沒有細骨。肉細而肥，鹽醃風乾，久藏不壞；煎烹味美，多吃容易發病。

一八、鰳魚

【品名】勒魚，又叫「鰽魚」；也叫「鱊魚」。產生我國東南海中。

【形性】鰽魚，屬魚類硬骨類。形似鯽魚而大，長約五六公寸。鱗呈櫛狀，眼大，下顎比上顎長。肉味甘。性平。功能開胃暖中。

【成分】蛋白質一一・九，脂肪三・二，醣六・六，無機鹽一・五，水七六・八。本品每百公分，能生熱量一〇一卡。

【應用】鯊魚肉細，清燉、紅燒、鹽醃，味都可口。

一九、魚翅

【品名】鮫魚的鰭，好像翅膀，所以叫「魚翅」。產於海洋中。

【形性】鮫魚，屬魚類硬骨類。體扁，呈圓錐形，皮面有粒狀鱗，粗糙而堅，體長約五六公尺。鰭肉肥厚，就是「魚翅」。味甘。性平。功能補五臟，長腰力，益氣開膈，清痰解毒，和胃增食。

【成分】蛋白質九五．二，脂肪〇．二，醣〇．一，無機鹽〇．八，水三．七。本品每百公分，能生熱量三八二卡。

【應用】魚翅，由脊翅一，胸翅二，合成一組。用水煮開，拆去硬骨，檢取軟刺，和以雞湯，味厚肥美。

二〇、魚肚

【品名】魚肚子裏的鰾膠，叫做「魚肚」。我國浙江寧波、福建沿海一帶，都有出產。

【形性】魚肚，色澄黃，半透明的薄片，長約三四公寸，闊約二公寸，厚約一公分左右。味甘。性平。功能強筋骨，健腿力，益精髓。

【成分】蛋白質八四・四，脂肪○・二，無機鹽○・八，水一四・六。本品百公分中含鈣○・五○○，燐○・○二九○，鐵○・○○二六。又本品每百公分，能生熱量三三九卡。

【應用】本品油炸作菜，味甘鮮美。或和水用文火燉化，熬成膏滋，冬令進食，能治腰腎虧虛，陰痿夢遺等症。

第三節　節足動物類

一、蝦

【品名】本品煮熟，色紅如霞，所以叫「蝦」。我國江湖池澤中，都有生產。

【形性】蝦，屬節足動物，甲殼長尾類。全體分頭胸腹三部。背甲呈圓筒形；色青黑，薄而透明。前端有長棘突出，又有長觸角兩對。腹部環節有六，兩旁有游泳器。江湖出的，大而白，叫「河蝦」；也叫「白蝦」。溪池出的，小而青，叫「青蝦」。肉味甘。性溫，有小毒。功能補陽氣，吐風痰，下乳汁。

【成分】河蝦：蛋白質一七·五，脂肪〇·六，無機鹽一·四，水八〇·五。本品每百公分，能生熱量七五卡。青蝦：蛋白質一五·〇，脂肪一·二，醣〇·一，無機鹽一·一，水八二·六。本品每百公分，能生熱量二〇卡。蝦米：蛋白質四七·六，脂肪〇·五，無機鹽二一·九，水三〇·〇。本品每百公分，能生熱量一九五卡。蝦子：蛋白質五八·七，脂肪七·八，醣一五·四，無機鹽七·七，水一〇·四。本品每百公分，能生熱量三六七卡。

【應用】青蝦、河蝦，炒熟作菜，味很鮮美。蝦米、蝦子，也能作菜。蝦子和醬油同煮，叫「蝦子醬油」，味鮮甘美，以江蘇與縣出的頂好。蝦除食用外，又可作消痰殺蟲藥。

【禁忌】凡生瘡瘍，或有宿疾的，忌食。

二、海蝦

【品名】產生海水中的蝦，叫做「海蝦」。如「明蝦」、「龍蝦」，都是海蝦。

【形性】海蝦的形態，和河蝦的樣子略同，長約二公寸至五六公寸。肉味甘。性平，略有毒。功能開胃化痰。

【成分】明蝦：蛋白質一二·二，脂肪〇·四，醣〇·一，無機鹽〇·九，水八六·四。本品每百公分，能生熱量五三卡。龍蝦：一六·四，脂肪一·八，醣〇·四，無機鹽二·二，水七九·二。本品每百公分，能生熱量八三卡。

【應用】海蝦肉比河蝦肉，稍微老一點兒。也可以炒食；或和鹽湯煮熟曬乾，隨時取食。

三、蟹

【品名】螃蟹，簡稱「蟹」。我國各地江湖池沼中，都有出產。

【形性】蟹，是節足動物的一種。頭胸部甲很寬，腹甲扁平，屈折於胸部下邊。雄的小而尖，雌的大而圓。脚有五對，第一對變形成螯，橫行很快。味鹹。性寒，有小毒。功能散血結，瀉諸熱，補骨髓，利肢節。

【成分】蛋白質八七·七，脂肪〇·三，無機鹽四·九，水七·一。本品每百公分，能生熱量三五四卡。

【應用】蟹肉鮮美，生烹、鹽藏、糟收、酒浸，都可以佐酒下飯。

【禁忌】凡是血因寒滯，及腹中疼痛，喜熱而惡寒的，都不可吃蟹。中蟹毒的，可以用鮮藕節搗汁，熱酒調服，即解。

四、梭子蟹

【品名】本品體形像梭，所以叫「梭子蟹」，又叫「蠘」。我國東海一帶，出產很多。

【形性】梭子蟹，屬節足動物甲殼類。他的身體，兩邊突出而有尖稜，形似梭子。闊約二三公寸。味鹹。性寒，有小毒。功能散諸熱，治胃氣，消食物，利經脈。

【成分】蛋白質一三．〇，脂肪二．八，醣一．五，無機鹽二．五，水八〇．二。本品每百公分，能生熱量八三卡。

【應用】梭子蟹，煮熟、鹽醃、酒浸，味都鮮美。

第四節　輭體動物類

一、蛤蜊

【品名】蛤，又叫「蛤蜊」。我國廣東沿海一帶，出產很多。

【形性】蛤蜊，屬輭體動物腹足類。殼圓形，外面黃褐色，有輪紋，裏面白色。大約四五公分。頭頂有口，兩旁生觸角和眼睛各一對，腹部有肉足。肉味鹹。性冷。功能開胃，止消渴，潤五臟。

【成分】蛋白質二・六，脂肪〇・三，醣〇・八，無機鹽〇・六，水九五・七。本品每百公分，能生熱量一六卡。

【應用】蛤蜊肉氽湯，味很鮮美。蛤殼可供藥用，作收斂藥，軟堅藥。

二、河蚌

【品名】蚌生淡水河中，所以叫「河蚌」。

【形性】河蚌，屬軟體動物腹足類。殼長橢圓形，有輪紋。長約一公寸至二公寸，肉色黃白。味甘微鹹。性冷。功能止渴除煩，明目去溼，解熱毒，療血崩帶下。

【成分】蛋白質八・七，脂肪一・一，醣四・一，無機鹽一・九，水八四・二。本品每百公分，能生熱量六一卡。

【應用】河蚌煮熟，可以作菜。

三、淡菜

【品名】本品曬乾，可以淡食，所以叫「淡菜」。我國南部沿海一帶，都有出產。
【形性】淡菜，屬軟體動物瓣腮類。殼呈三角形，稍膨大，表面黑色而有輪紋；裏面珍珠色。長約七八公分，高約一公寸左右。肉色紫紅。味甘。性溫。功能補五臟，益陽事，消宿食，潤毛髮，止崩帶，治癥瘕。
【成分】蛋白質五三・五，脂肪六・九，醣一七・〇，無機鹽八・六，水一四・〇。本品每百公分，能生熱量三四五卡。
【應用】淡菜和冬瓜、蘿蔔煮湯，可以佐膳益身。

四、蟶

【品名】蟶，生於海邊砂土中。我國閩浙沿海一帶，產生很多。
【形性】蟶，屬軟體動物瓣鰓類。殼呈長方形而膨大。長約七八公分。殼外淡茶褐色，殼裏白色。肉色微白。味甘。性溫。功能補虛，治冷痢。
【成分】鮮蟶：蛋白質五・五，脂肪〇・八，醣一・八，無機鹽一・一，水九〇・八。本品每百公分，能生熱量三六卡。乾蟶：蛋白質四八・二，脂肪一・三，醣一八・七，無機鹽二一・三，水一〇・五。本品每百公分，能生熱量二七九卡。

【應用】燉肉煮熟，可以作菜。功能去胸中邪熱，煩悶。婦人產後進食，可補虛損。

五、江珧柱

【品名】干貝，又叫「江珧柱」。

【形性】江珧，屬軟體動物瓣鰓類。殼長而薄，直角三角形。殼中有柱，就是江珧柱。味甘微辛。性平。功能調中下氣，止渴利臟，去滯縮溲。

【成分】蛋白質六七・三，脂肪一・二，醣一六・五，無機鹽四・七，水一〇・三。本品每百公分，能生熱量三四六卡。

【應用】江珧柱汆湯，味很鮮美。常食令人開胃，增食易饑。

六、蚶子

【品名】瓦楞子，又叫「蚶子」。我國廣東沿海一帶，產生很多。

【形性】蚶子，屬軟體動物瓣鰓類。殼呈三角形，兩殼膨起，表面凹凸，略似瓦楞。殼外淡褐色，殼內乳白色。殼長約二三公分。肉紅黃色。味甘。性平。能治痿痹、泄痢、大便膿血等症。

【成分】蛋白質八・一，脂肪○・四，醣二・○ 無機鹽○・六・水八八・九。本品每百公分，能生熱量四四卡。

【應用】蚶子用開水一泡，剝開硬殼，加和味料拌勻，肉嫩鮮美，可以佐酒。常吃健胃消食，令人增加飯量。

七、田螺

【品名】本品殼有螺紋而生於水田中，所以叫「田螺」。

【形性】田螺，屬軟體動物腹足類。螺殼是圓錐形，高約二三公分。殼薄而黑褐色。殼口卵圓形，有重輪紋的角質厴甲。味甘。性大寒。功能止渴醒酒，清熱通水。

【成分】蛋白質一二・二，脂肪一・四，醣四・三，無機鹽三・七，水七八・四。本品每百公分，能生熱量七八卡。

【應用】田螺煮熟，可以作菜。又可用作解熱、解毒藥。治目痛，塗痔瘡。

八、蜆

【品名】本品殼內光澤如蜆，所以叫「蜆」。江河湖溪，出產很多。

【形性】蜆，屬軟體動物瓣腮類。殼形略似心臟形，左右兩殼相同。大約二三公分。殼面有輪紋，黃褐色，殼內白色；肉紫白色。味甘微鹹。性冷。功能下暴熱，利小便，去濕毒，治消渴。

【成分】蛋白質一一．三，脂肪〇．四，醣五．八，無機鹽二．一，水八〇．四。本品每百公分，能生熱量七二卡。

【應用】蜆肉可以炒熟作菜。功能開胃通乳。

九、鮑魚

【品名】本品古稱「乾魚」，乾魚可包，所以後世又叫「鮑魚」。產於五十公尺深海的岩礁間。

【形性】鮑魚，就是石决明的肉。石决明，屬軟體動物腹足類。螺殼扁而橢圓形。殼口闊大沒靨。殼面粗糙而蒼褐色；殼內面淡紅色。味辛。性温。功能治勞瘵、血痺、血崩等症。

【成分】蛋白質四〇．〇，脂肪〇．九，醣三三．七，無機鹽七．九，水一七．五。本品每百公分，能生熱量三〇三卡。

【應用】鮑魚肉味鮮美，清燉尤佳。鮑魚含有多量的營養素，常吃益人。鮑魚又含有一種物質，能夠增加人體中的白血球，撲滅結核菌。所以有肺病的人，常吃鮑魚，可以痊愈。

一〇、烏鰂

【品名】墨魚，又叫「烏鰂」；也叫「烏賊魚」、「魷魚」。我國廣東汕頭沿海一帶，出產很多。

【形性】烏鰂，屬軟體動物二鰓類。體作袋狀，呈灰白色。下部叢集八個短脚。另有一對很長的蔓狀觸脚。口和眼，生於體和脚的中間。體肉白色。味酸。性平。功能益氣強志。

【成分】蛋白質一八·〇，脂肪一·八，醣〇·三，無機鹽一·二，水七八·七。本品每百公分，能生熱量八九卡。

【應用】烏鰂魚肉味鮮美，作菜，常吃益人。

第五節　棘皮、腔腸動物類

一、海參

【品名】本品滋補，功同人參，所以叫「海參」。本品生海底礁石上。

【形性】海參，屬棘皮動物海參類。形長圓，體柔軟，背面有圓錐狀的突起。皮層黏滑，一端有口，一端有肛門。產於海灣泥底的，色青黑而質軟；產於外海礁石上的，色黃褐而質硬。味甘微鹹。性溫。功能降火滋腎，通腸潤燥，益精髓，消痰涎，攝小便，壯陽道，殺瘡蟲；除勞怯諸症。

【成分】蛋白質七六．五，脂肪一．一，醣一三．二，無機鹽四．二，水五．〇。本品每百公分，能生熱量三六九卡。

【應用】乾海參用水發開，去腸洗淨，清燉、紅燒，味厚可口。失血過多的人，常吃海參，即能補足血液。

二、海蜇

【品名】水母的肉，叫「海蜇」；又叫「海蛇」。

【形性】海蜇，屬腔腸動物海蛇科。種類很多，小的徑約三四公寸。上面凸出，好像張傘，平滑柔軟，色淡藍，皮薄。下面有八腕，延長如柄，淡紅色。腕上觸手叢生，觸手有無數瀾口，內通腎腔。傘的邊緣，有耳朵和眼睛，常浮水面。採得浸入礬水和石灰水中，泡去血汁，色才變白。味鹹。性溫。功能治婦人勞損、積血、帶下，小兒風疾等症。

【成分】蛋白質五・六，脂肪〇・一，醣一・二，無機鹽九・〇，水八四・一。本品每百公分，能生熱量二八卡。

【應用】海蜇生熟，都可以吃。

三、海蜇皮

【品名】海蛇的外皮，又叫「海蜇皮」。

【形性】海蜇皮，是海蛇外面的白色海皮。味鹹微澀。性溫。功能祛風，消痰，行積。治頭風瘰塊，療無名腫毒。

【成分】蛋白質五・〇，脂肪〇・一，醣一・三，無機鹽五・五，水八八・一。本品每百公分，能生熱量二六卡。

【應用】海蜇皮切細，加和味料拌食，香脆可口。

食用本草學終

書名：食用本草學
系列：心一堂•飲食文化經典文庫
原著：陸觀豹
主編•責任編輯：陳劍聰

出版：心一堂有限公司
通訊地址：香港九龍旺角彌敦道六一〇號荷李活商業中心十八樓〇五一〇六室
深港讀者服務中心：中國深圳市羅湖區立新路六號羅湖商業大厦負一層〇〇八室
電話號碼：(852) 67150840
網址：publish.sunyata.cc
淘宝店地址：https://shop210782774.taobao.com
微店地址：https://weidian.com/s/1212826297
臉書：https://www.facebook.com/sunyatabook
讀者論壇：http://bbs.sunyata.cc

香港發行：香港聯合書刊物流有限公司
地址：香港新界大埔汀麗路36號中華商務印刷大廈3樓
電話號碼：(852) 2150-2100
傳真號碼：(852) 2407-3062
電郵：info@suplogistics.com.hk

台灣發行：秀威資訊科技股份有限公司
地址：台灣台北市內湖區瑞光路七十六巷六十五號一樓
電話號碼：+886-2-2796-3638
傳真號碼：+886-2-2796-1377
網絡書店：www.bodbooks.com.tw
心一堂台灣國家書店讀者服務中心：
地址：台灣台北市中山區松江路二〇九號1樓
電話號碼：+886-2-2518-0207
傳真號碼：+886-2-2518-0778
網址：http://www.govbooks.com.tw

中國大陸發行　零售：深圳心一堂文化傳播有限公司
深圳地址：深圳市羅湖區立新路六號羅湖商業大厦負一層008室
電話號碼：(86)0755-82224934

版次：二零一七年十月初版，平裝

定價：港幣　一百三十八元正
新台幣　五百五十元正

國際書號 ISBN 978-988-8317-83-7

心一堂微店二維碼

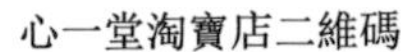